让马王堆医学文化活起来丛书

总主编 何清湖 副总主编 陈小平

马王堆 足疗

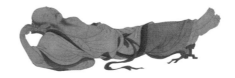

主编 陈小平 孙相如

CSK 湖南科学技术出版社 · 长沙

国家一级出版社 全国百佳图书出版单位

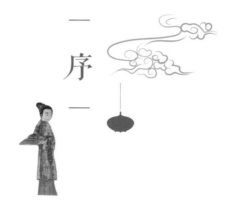

序

　　文化是事业赓续的根脉，更是开创新局的源泉。习近平总书记在党的二十大报告中明确提出，要"推进文化自信自强，铸就社会主义文化新辉煌"。这是因为文化自信是推进一个国家、一个民族持续发展的最基本、最深沉、最强大的力量。随着"两个结合"重要论断的提出，习近平文化思想为我们担负起新时代文化使命、建设中华民族现代文明提供了根本遵循和行动指南。

　　湖南是中华文明的重要发祥地之一，湖湘文化是中华优秀传统文化的重要组成部分，具有文源深、文脉广、文气足的独特优势。近年来，湖南立足新的文化使命，加强文化强省建设力度，着力推动湖湘文化创造性转化、创新性发展，成为推进中国特色社会主义文化建设、中华民族现代文明建设的生力军。"惟楚有材，于斯为盛"的湖南文化产业享有"文化湘军"的盛誉；湖南中医药列入全国"第一方阵"，可以用"三高""四新"予以概括，即具有高深的渊源、高精的人才、高坚的基础和战略思想新、总体部署新、发展形势新、主攻策略新的特色与优势。加快推进湖湘中医药事业的高质量发展，首先就要以高度的文化自信凝聚湖湘中医药传承创新发展"三高""四新"的新动能。

湖湘中医药文化底蕴深厚，古今名医辈出，名药荟萃。长沙马王堆汉墓出土医书、长沙太守医圣张仲景坐堂行医遗址，可以说是全世界独一无二的、永远光辉璀璨的中医药文化宝藏。因此，进一步坚定湖湘文化自信，不仅要立足中华传统文化视野审视湖湘中医药文化，更要站在建设中华民族现代文明的高度，挖掘好、发挥好湖湘中医药文化的时代价值。

马王堆汉墓出土医书是目前保留和显示我国古代早期医学发展水平的最真实、最直接的证据，具有重要的传统文化思想和珍贵的医学学术价值。作为我国地域中医药文化的典型代表和湖湘中医药文化的宝藏，马王堆医书文化具有跨越时空、超越国界、服务当代的永恒魅力，值得大力传承、弘扬和创新发展。

长期以来，湖湘中医药文化在立足湖南、辐射全国、放眼世界的道路上，先贤后杰前赴后继走出了坚实的"湘军"步伐。近年来，何清湖教授积极倡导湖湘中医文化研究，其团队长期深耕于马王堆汉墓出土医书的挖掘、整理和提炼，坚持追根溯源、与时俱进，形成了一系列具有聚焦性、时代性和影响力的学术成果，充分彰显了坚定文化自信、勇担文化使命的新时代中医人风采。

2024 年，正值马王堆汉墓文物出土 50 周年，何清湖教授及其团队编著、出版《让马王堆医学文化活起来丛书》。伏案读罢，深为振奋，尤感欣慰，这是湖湘中医药传承传播与创新发展的又一力作。慨叹"桐花万里丹山路，雏凤清于老凤声"——丛书分为 10 册，既基于精气神总体阐释马王堆医学文化的核心内涵和独特理念，又围绕食疗、酒疗、足疗、导引术、方剂、经络、房室养生等多方面深研马王堆医书的学术理念与临床方术，不仅做到了"探源中医，不忘本来"，而且坚持了"创新发展，面向未来"。每一个分册既有学术理论的整理和发掘，又有学术脉络的梳理和传承，更有当代转化的创新和发展，呈现出该研究团队多年来对马王堆医学文化的深度挖掘、深入思考、深广实践的丰硕成果，堪称具有深厚的理论积淀、开阔的学术视野、丰富的临床实践的一套兼具科学性、传承性和创新性的学术著作。

我希望并深信，本套丛书必将进一步擦亮"马王堆医学文化"这张古代中医药学的金牌，让马王堆医学文化活起来，展现其历久弥新的生命力，从而赓续湖湘医脉，在传承创新中促进中医人坚定文化自信，推动中医药传承创新发展。

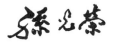

2024 年 5 月 8 日

孙光荣，第二届国医大师，第五届中央保健专家组成员，首届全国中医药杰出奖获得者，中国中医药科学院学部执行委员，北京中医药大学远程教育学院主要创始人、中医药文化研究院院长。

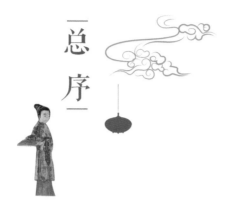

总序

习近平总书记指出，中华文明源远流长、博大精深，是中华民族独特的精神标识，要从传承文化根脉、弘扬民族之魂的高度做好中华文明起源的研究和阐释，让更多文物和文化遗产活起来。这些精辟论述，内涵深刻、思想精深，为研究和发展中华优秀传统文化提供了根本遵循。

1972—1974年，湖南长沙东郊的马王堆汉墓惊艳了世界。其中出土的医学文献及与中医药相关的文物，为我们揭示和重现了我国古代早期医学发展的真实面貌。它们是最直接、最珍贵的历史、医学和文化价值的体现，堪称湖湘文化乃至中华文明的瑰宝。2024年是马王堆汉墓文物发掘50周年，以此为契机，我和我的团队坚持在习近平文化思想指引下，以发掘、传承、弘扬和转化为主线，对马王堆医学文化进行了重新梳理和深入挖掘，《让马王堆医学文化活起来丛书》由此应运而生。

本丛书共分10册，系湖南省社科基金重大项目"湖南中医药强省研究"、湖南省社科基金重大委托项目"马王堆中医药文化当代价值研究"与湖南省中医科研重点项目"健康湖南视域下马王堆医学文化的创造性转化与创新性发展研究"的重要成果。本丛书系统攫取了马王堆医学文化的精粹：从精气神学说到运用方药防病治病，从经络针砭到导引术，从房室养生到胎产生殖健康再到香文化、酒疗、食疗、足疗。每一分册都立足理论基础、学术传承及创新发展三个层面，从不同角度展示马王堆医学文化的博大精深。

其中，精气神学说作为中医学的重要范畴，其理论的阐释和实践的指导对于理解中医养生文化至关重要。因此，《马王堆精气神学说》一书不仅追溯了精气神概念的源流，更结合现代医学的视角，探讨了其在健康管理、生活方式以及心理健康等领域的应用与发展。《马王堆方剂》则试图挖掘马王堆医书《养生方》《杂禁方》《疗射工毒方》《五十二病方》中的方剂学相关内容，这些古老的药方蕴含了丰富的本草知识与医学智慧，为古人防病治病提供了重要支撑，也为后世医学研究提供了宝贵资料。《马王堆经络与针砭》通过剖析马王堆汉墓出土的医书对于经络及针灸砭术的记载，进而讨论分析马王堆医学对于中医经络学说及针灸技术形成发展中的贡献及其在现代的应用与创新发展。《马王堆导引术》聚焦于古代医学家对人体生命和健康的深刻认识。导引术是一种调理人体阴阳平衡、促进气血畅通的运动养生方法，马王堆医学中对于导引术的记载与实践不仅为我们了解古人的养生之道提供了有效途径，同时也为现代人提供了一种古老而有效的健康运动方式。《马王堆房室养生》重点关注性医学领域，系统总结了马王堆医书中关于房室养生的理论知识，为现代性医学研究提供了历史依据和参考。本书不仅传承了古代房室养生文化，更将促进社会对现代性医学的关注与认识。《马王堆胎产生殖健康》一书深入解读了《胎产书》，挖掘了古代胎产生殖健康方面的知识和经验。本书还结合现代生殖医学理论和技术对这一古老记载进行了探讨，以期为现代生殖医学研究和实践提供借鉴和启示。《马王堆香文化》带领读者走进中国古代香文化的瑰丽世界，从香料的使用到香具的制作，从祭祀到医疗，全面展示了秦汉时期楚地用香的特色和文化特质，为香文化研究提供了宝贵的第一手资料。《马王堆酒疗》研究了马王堆医学中酒疗的精髓，将促进酒疗理论在当代的传承发展和守正创新，本书不仅系统阐述了酒疗学说的内涵以及价值，更科普了酒的相关知识，让公众得以更科学地认识酒与健康的关系。《马王堆食疗》和《马王堆足疗》则系统梳理了马王堆系列医书与文物中与食疗、足疗有关的内容，为深刻理解秦汉生活和古代文化观念增添了更加鲜明生动的资料，也为现代药膳食疗和足疗理论与技术的发展提供了重要理论支持和实践借鉴。

总之，在研究古老的马王堆医学文化的过程中，我们发现了无尽的医学与哲学智慧。完全有理由相信，本套丛书的编纂和出版一定能够重新唤起人们对马王堆医书的广泛关注和深刻认识，古老的马王堆医学文化一定能够焕发出新的生机与活力。同时，我们更希望通过对这一古代医学文化开展深入研究，能够为当代医学理论和实践的发展，尤其是为当代人们的健康生活提供更多有益的启示和借鉴。

在建设中华民族现代文明的征途上，我们迎来了一个风正好扬帆的时代。我和我的团队将坚定文化自信，毅然承担起历史赋予的使命，与各界人士携手合作、共同奋斗，在湖湘这片承载着厚重历史的土地上，共同谱写出健康与幸福的华美乐章！

　　本套丛书在编撰过程中，得到了国医大师孙光荣的指导，以及湖南省中医药文化研究基地、湖南医药学院马王堆医学研究院、互联网（中西协同）健康服务湖南省工程研究中心、湖南教育电视台、湖南博物院、启迪药业集团股份公司、珠海尚古杏林健康产业投资管理有限公司、湖南省岐黄中医学研究院有限公司、湖南东健药业有限公司、谷医堂（湖南）健康科技有限公司、颐而康健康产业集团股份有限公司、湖南健康堂生物技术集团有限公司、柔嘉药业股份有限公司、国药控股湖南有限公司等单位的大力支持，在此一并感谢。

何清湖

2024 年 5 月

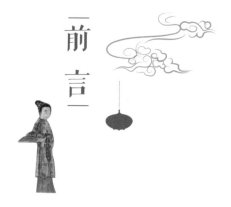

前言

足疗，又称足底按摩，是一种利用足部反射区进行按摩的保健方法。中医历来重视足部保健与治疗。作为中医传统疗法的重要组成部分，足疗一直深受广大老百姓的喜爱。在我国民间，素有"睡前一盆汤"的生活习惯和"春天洗脚，升阳固脱；夏天洗脚，除湿祛暑；秋天洗脚，肺润肠濡；冬天洗脚，丹田温灼"的说法。古人也曾有过许多相关记载和描述，苏东坡有言："热浴足法，其效初不甚觉，但积累百余日，功用不可量，比之服药，其效百倍。"陆游道："洗脚上床真一快，稚孙渐长解浇汤。"清朝外治法祖师吴师机在《理瀹骈文》中记载："临卧濯足，三阴皆起于足，指寒又从足心入，濯之所以温阴，而却寒也。"

实践证明，足浴是一种简便易行、效果可靠的自我保健方法。因此，足疗深厚的理论基础和独特的实践运用一直备受学术界关注。在马王堆汉墓出土的医书《脉法》中有如是记载："气也者，利下而害上，从暖而去清焉。故圣人寒头而暖足。治病取有余而益不足也。"这应该是现存关于中医足疗理论的最早记载，为之后中医足疗学术思想的发展与运用奠定了重要基础。

本书作为《让马王堆医学文化活起来丛书》之一，系统整理了

一

马王堆出土文献中与足疗相关的文物和文字记载，并在此基础上深入挖掘其理论基础、学术价值与实践方法，旨在为现代足疗技术和方法的发展提供理论支持和实践借鉴。在编写过程中，团队充分运用文献研究、田野考察、案例分析等多种方法，系统研究马王堆医学关于足疗的记载。著作因此呈现出系统性、知识性、创新性和实用性等鲜明特点。

　　本书共分为理论基础、学术传承和创新发展三篇。其中第一篇为理论基础篇，由陈小平、徐璇、李荣慧、刘敏和赵远鹏负责撰写；第二篇为学术传承篇，由孙相如撰写；第三篇为创新发展篇，由骆敏、邓文祥、杨翟璨、刘蔚、贾铝撰写；赵远鹏作为学术秘书，统理协调全书撰写过程中的相关问题。在编写过程中，团队充分借鉴了裘锡圭、马继兴、周一谋、魏启鹏、范常喜等注家的研究成果；同时，还邀请了多位中医足疗领域的专家学者进行指导和评审，确保著作的学术性和权威性。在此一并表示感谢！

　　总之，新时代将马王堆足疗的传统智慧与现代科技相结合，不断推动祖国传统医学的创造性转化与创新性发展，不仅是对中医传统治疗方法的一种尊重和继承，更是对中华优秀传统文化的坚定自信。有理由相信，本书的出版不仅有助于深化对中国早期医学理论的认识和理解，还能促进传统中医与现代医学的融合发展，最终为推动中医药事业的传承与创新发展做出积极贡献。

陈小平　　孙相如

2024 年 3 月

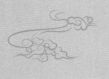

目录

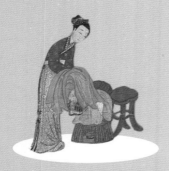

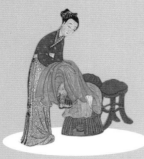

第一篇

理论基础

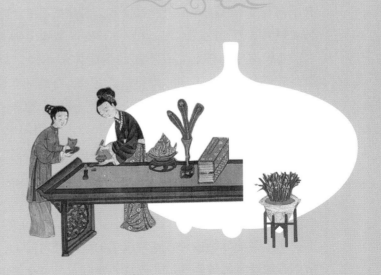

第一章　马王堆足疗相关医书及文物

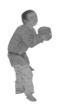

　　足部被视为"人体的第二心脏"，不仅因为其承载了人的体重，还因为多条重要的经脉在此交汇。古代医学认为，通过针对足部特定穴位的按摩、灸治等方式，可以直接调节经脉气血，从而影响到相关内脏的功能，达到预防和治疗疾病的目的。因此，足疗法在古代医学中占有重要地位，被认为是调节身体、促进健康的有效方法。

　　在马王堆出土的大批稀世文献资料中，包含了许多非常珍贵的医药文献。这批文献分别书写在大小不同的 5 张帛和 200 支竹木简上，出土时都有不同程度的残缺破损。经过修复，总字数有 3 万字左右，其中能够辨别的大概有 2 万 3000 字。这些医药方技古书除个别著作外，大多均未题书名，也没有序。各书互有不同的编写体例和独立的内容，基本上首尾齐全，它们分别出自不同时代和作者之手，有些还有经过加工续补的明显痕迹。这些医书经马王堆帛书小组研究，分别根据原书的主题或其中关键性文字拟定了书名，即《足臂十一脉灸经》、《阴阳十一脉灸经》（又有两种不同的抄本，分别称之为甲本和乙本）、《脉法》、《阴阳脉死候》、《五十二病方》（附卷末佚文）、《养生方》、《杂疗方》、《胎产书》、《却谷食气》，（以上九种均为帛书）；《导引图》，（以上一种为帛画）；《十问》、《合阴阳》、《杂禁方》、《天下至道谈》，（以上四种均为竹简书）。14 种医书在出土时均分别抄录在丝绸织成的缣帛或竹简上，由于出土后部分医学帛书有较严重的破碎残损，故宫博物院及帛书小组的有关专家进行了精心的揭裱及对破损碎片的拼复。拼复主要是以残存帛片的形态、外观、目录、标题、原文特征、图像以及相邻帛面字迹的反印痕等为依据，经过反复多次的考察所做出的复原工作。其结果得以辨明某些古医书由于内容较少，多被合写在一张帛上或一卷简内。属于医书的帛共有五张，分别写绘了十种医书，今暂称之为"帛甲""帛乙""帛丙""帛丁""帛戊"。其中，帛甲高约 24 厘米（相当于汉制的一尺），宽约 450 厘米。出土时在其折叠处已断裂，成为 30 余层长方形的"真"片。帛的前 1/6 依次抄录的著作是：《足臂十一脉灸经》、《阴阳十一脉灸经》（甲本）、《脉法》、《阴阳脉死候》四书，后 5/6 抄录《五十二病方》及其卷末佚文。帛乙宽约 48 厘米（相当于汉制的二尺），长约 110 厘米。出土时已断裂为大小不

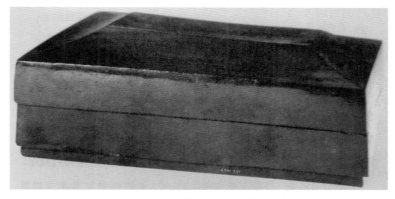

图 1-1　三号汉墓出土帛书简牍漆木箱

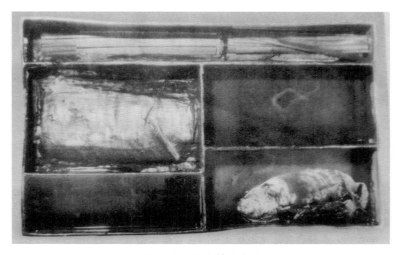

图 1-2　漆木箱内帛书

等，形状不一的许多碎片，经过缀补拼合，可以看出前面的 1/11 先后抄录《却谷食气》及《阴阳十一脉灸经》（乙本）二书，后面的 10/11 系用彩色写绘的《导引图》。帛丙高约 24 厘米，宽度待考。出土后大部分断裂残碎，经拼合复原，共抄录《养生方》一书。帛丁高约 24 厘米，宽度待考。出土后断裂成若干残片，经拼合复原，共抄录《杂疗方》一书。帛戊高约 49 厘米，宽约 49 厘米。出土时断裂为 4 个残片，经拼合复原，抄录《胎产书》一书。至于马王堆出土的其他四种医书，均书写在 200 枚简上。

这些后世已经失传的古医书及其他相关文献文物，或包含了与足疗紧密相关的内容，或隐含着与足疗间接关联的理论和方法，所有这些均为后世足疗基础理论和实用技术的发展奠定了基础。

第一节 《足臂十一脉灸经》与足疗

经脉是中医理论中用来描述人体内部气血运行路径的系统，被认为是连接内脏与肢体、调节身体机能的重要网络。足部之所以被视为"人体的第二心脏"，主要是因为有多条重要的经脉在此交汇。在马王堆出土医书中，《足臂十一脉灸经》详细记载了经脉与足部的紧密联系。

一、《足臂十一脉灸经》概述

《足臂十一脉灸经》撰成于公元前 168 年以前，是我国现存最早的经络专著，也是迄今为止我国发现最早的一部经脉学著作。唯书中只有"脉"字，尚无"经脉"一称。书中简要而完整地论述人体 11 条脉的名称、循行径路、生理病理和灸法治疗。共分两篇，首为"足（脉）"篇，依次为足太阳脉、足少阳脉、足阳明脉、足少阴脉、足太阴脉、足厥阴脉六节，及死与不死候一节。次为"臂（脉）"篇，依次为臂太阴脉、臂少阴脉、臂太阳脉、臂少阳脉、臂阳明脉五节。其走向均由四肢末端流向躯体中心或头面方向，有向心性的规律；其治病均用灸法，反映了早期经络学说之面貌。该书原缺书名标题，马王堆帛书小组根据其内容特点，命名为《足臂十一脉灸经》。

《足臂十一脉灸经》与帛书《五十二病方》、《阴阳十一脉灸经》甲本、《脉法》、《阴阳脉死候》四篇一起写在两张帛上，每张帛书宽度为 48 厘米，长度为 110 厘米。《足臂十一脉灸经》与同墓出土的《阴阳十一脉灸经》全文体例很接近，但又各自在其文字和具体内容方面分别有由简到繁、由少到多、由不完备到逐渐周密完整的明显趋势。可以看出，

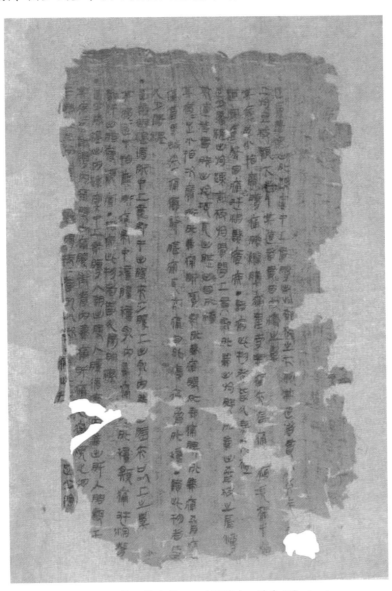

图 1-3　马王堆帛书——《足臂十一脉灸经》（一）

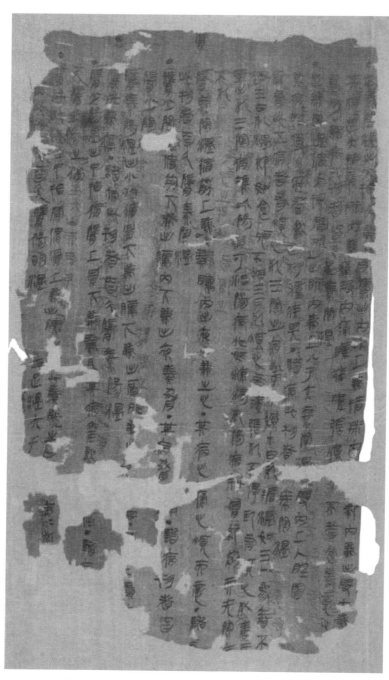

图1-4 马王堆帛书——《足臂十一脉灸经》（二）

《阴阳十一脉灸经》是在《足臂十一脉灸经》基础上发展而来。《足臂十一脉灸经》和《灵枢·经脉》无论从内容到词句，均有许多相同之处，说明它们之间存在某种血缘关系。《足臂十一脉灸经》较为古朴，成书年代似较《内经》为早，故可以说《灵枢·经脉》是《足臂十一脉灸经》理论的进一步发展。

二、《足臂十一脉灸经》与足疗

足疗实践在古代已有非常详细的记载，包括通过按摩、点压等方式刺激足部穴位。这些穴位分布在不同的经脉上，通过刺激这些穴位，可以调节特定经脉的气血流通，进而影响到相应的内脏功能。

《足臂十一脉灸经》一书共三十四行，有"足"和"臂"两个篇目，分别书写于帛的上端空白处，这是将全身的脉分为"足"和"臂"两大类。"足"代表下肢部的脉，共有六条。其名称是：足太阳脉、足少阳脉、足阳明脉、足少阴脉、足太阴脉、足卷（厥）阴脉。"臂"代表上肢部的脉，共有五条。其名称是：臂太阴脉、臂少阴脉、臂太阳脉、臂少阳脉、臂阳明脉。这十一条脉的排列顺序是先足后手，循行的基本规律则是从四肢末端到胸腹或头面部。《足臂十一脉灸经》主治疾病有78种，但尚未对疾病进行分类。在每一条脉的项目下均分别记载该脉的名称、循行过程、主病病候和灸法，全文体例很接近现存的《黄帝内经·灵枢·经脉篇》。其在内容上与《黄帝内经·灵枢·经脉篇》的差异主要有以下几点：（1）《经脉篇》共十二条脉，较《足臂十一脉灸经》多"手厥阴脉"一条。（2）《足臂十一脉灸经》和《经脉篇》均将每一条脉在人体循行的起点、所经过的部位和止点作了记述，但具体的线路有所不同，而且前者说明简略，后者详细具体。（3）《足臂十一脉灸经》中对于每条脉病的主治方法都是单纯用灸法，也没有关于治疗原则的论述。而在《经脉篇》中除灸法外，还利用针法和药物疗法，同时还进一步反映了辨证施治的思想。（4）《足臂十一脉灸经》记述了一些诊断疾病生死的证候，有八种死候，一种可治候，一种不死候，《经脉篇》没有此内容。

此外，《足臂十一脉灸经》中还记载了使用灸法来治疗经脉阻塞、气血不顺等问题，这是一种通过在特定穴位上燃烧艾绒来进行治疗的方法，可以深入调节经脉和内脏的功能。在《足臂十一脉灸经》及其他马王堆医书中，虽然直接记载的中药足浴内容不多，但可结合当时的医学理论推测其在古代医疗实践中的应用。古代人通过将中药加入热水中进行足浴，利用药物的渗透和热水的疗效，达到疏通经络、调和气血的目的。这种方法不仅能够缓解疲劳、改善睡眠，还能针对特定疾病进行治疗。

第二节 《阴阳十一脉灸经》与足疗

《阴阳十一脉灸经》是一部记载古代中医经络与灸法的重要文献，它详细阐述了中医理论中的经络系统及其与人体健康的关系，特别是通过灸法（使用艾草等材料进行热刺激的一种治疗方法）来调节人体的阴阳平衡，促进气血流通，以达到预防和治疗疾病的目的。

一、《阴阳十一脉灸经》概述

《阴阳十一脉灸经》同《足臂十一脉灸经》一起出土于长沙马王堆三号汉墓，原无书名，《阴阳十一脉灸经》《脉法》《阴阳脉死候》是整理帛书时的分类和定名，1984 年张家山汉简《脉书》出土后，才知原分的此三书实是一书，即《脉书》。马王堆帛书《脉书》共五十三行，全文的体例和《足臂十一脉灸经》《黄帝内经·灵枢·经脉篇》均很相近。对每一条脉分别记述了该脉的名称、循行过程、主病病候和灸法。其论述较《足臂十一脉灸经》为详，而较《黄帝内经·灵枢·经脉篇》为略。与《足臂十一脉灸经》相比，不同点主要有以下几方面：①关于脉的循行方向，在《足臂十一脉灸经》中完全遵循着四肢末梢（手部或足部）起始，止于躯体中心部（胸腹部或头部）的原则，但在《脉书》中这种循行方向的基本原则已不存在。②在脉的主病病候方面，《脉书》将疾病分为"足动病"和"所产病"两大类，较《足臂十一脉灸经》有所发展。在各脉的病候数目方面，《脉书》较之《足臂十一脉灸经》也有不少补充和修订。

《阴阳十一脉灸经》与《足臂十一脉灸经》都是我国目前发现最早论述经脉学说的文献。在两部脉经中，《足臂十一脉灸经》最为古朴，《阴阳十一脉灸经》则稍晚，而《灵枢·经脉》比两部脉灸经都晚，我们可以说，两部脉灸经是《灵枢·经脉》的祖本。其主要依据是：第一，两部脉灸经只记载了人体的十一条经脉，和《灵枢·经脉》相比，少了一条手厥

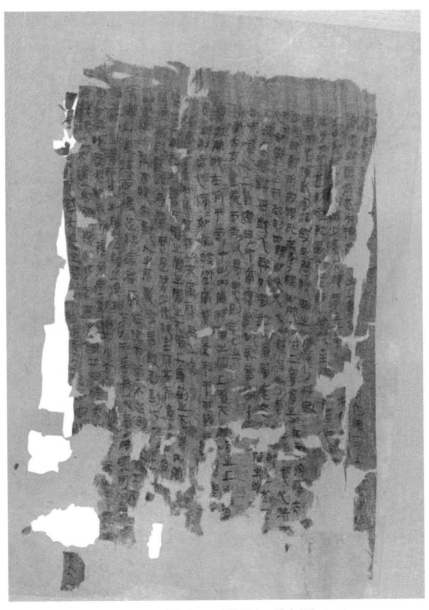

图1-5　马王堆帛书——《阴阳十一脉灸经》（一）

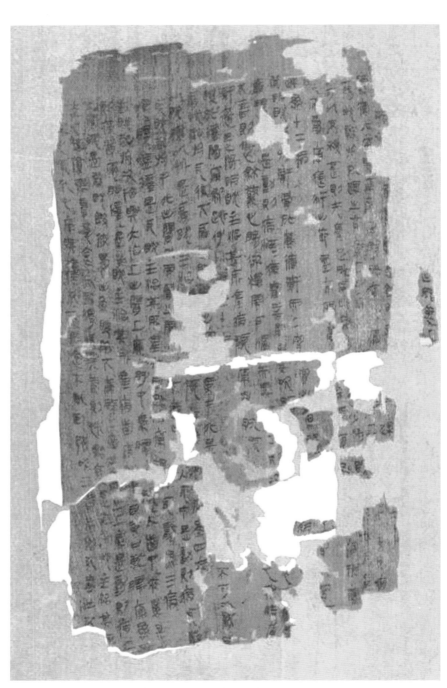

图1-6　马王堆帛书——《阴阳十一脉灸经》（二）、《脉法》（一）

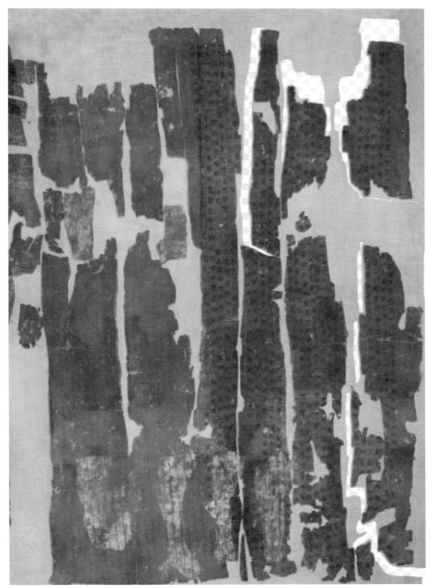

图1-7 《阴阳十一脉灸经》(乙本)

阴经。《黄帝内经》的十二经脉,是在帛书十一条经脉的基础上发展起来的。第二,在经脉的循行走向上,《黄帝内经》所述十二经脉互相衔接,循行走向很有规律;而帛书所载十一条经脉互不衔接,循行走向只偏重于某些部位。第三,在两部脉灸经中,看不出各条经脉与脏腑有什么必然联系，即使偶有联系，也无规律可循。第四，两部脉灸经对经脉的命名尚不统一，有些命名比较原始。

二、《阴阳十一脉灸经》与足疗

作为一部记载古代中医经络与灸法的重要文献，《阴阳十一脉灸经》详细阐述了中医理论中的经络系统及其与人体健康的关系，特别是通过灸法（使用艾草等材料进行热刺激的一种治疗方法）来调节人体的阴阳平衡，促进气血流通，以达到预防和治疗疾病的目的。而足疗，作为一种传统的健康保健方法，主要是通过按摩、点压足部的反射区来影响身体的其他部位，以此达到放松身心、调节机能的作用。

《阴阳十一脉灸经》与足疗之间的关系，主要体现在以下几个方面：

①经络理论的共通性：足部是许多重要经络的汇聚处，包括足三里、涌泉等众多重要的穴位，这些穴位在《阴阳十一脉灸经》中都有详细的记载和分析。通过灸法和足疗作用于这些穴位，可以调节人体的阴阳和气血，从而达到治疗和保健的目的。

②健康保健的目的：无论是通过《阴阳十一脉灸经》中的灸法还是通过足疗，其最终目的都是为了促进人体健康，预防疾病。两者都强调了通过外部刺激（灸法的热刺激或足疗的物理压力）来影响身体内部机能，改善体质。

③治疗与保健并重：在中医理论中，治疗疾病和预防疾病是并重的，这一点在《阴阳十一脉灸经》的灸法应用和足疗实践中都得到了体现。通过定期的灸治和足疗，可以有效地调节身体状态，提高抵抗力，减少疾病的发生。

④个体化治疗：《阴阳十一脉灸经》和足疗都强调，根据个人的体质和病情来选择适合的治疗穴位和手法。这种个体化的治疗方法更能针对性地解决健康问题，提高治疗效果。

总的来说，《阴阳十一脉灸经》对足疗最大贡献在于，它为足疗提供了一套理论框架和方法论，让足疗的实践更加科学、系统。通过对经络、穴位的深入理解，足疗师可以更准确地进行点压和按摩，使得足疗不仅仅是一种放松身心的方法，更成为一种有效的健康保健和辅助治疗手段。在中医理论中，足部不仅是多条重要经脉的起点或终点，如足三阴（肝经、脾经、肾经）和足三阳（胆经、胃经、膀胱经）经脉，而且还拥有众多重要的穴位。通过这些经脉和穴位的刺激，可以影响到身体的其他部位和内脏的功能，达到预防和治疗疾病的目的。

尽管《阴阳十一脉灸经》中可能没有直接提到与足部按摩或足疗相类似的具体做法，但通过理解其中关于经络和穴位的论述，我们可以将这些原理应用于足疗中。例如，足部的涌泉穴（位于足底），在中医理论中被认为是全身气血汇聚之所，常用于调节精神状态，促进健康。通过灸法或足疗作用于此类穴位，可以达到类似的调节效果。

第三节 《脉法》与足疗

《脉法》是马王堆汉墓出土的现今发现最早的脉学理论古籍。据考证，这是目前所见最早提出人体气与脉的关系，以及确立治病取有余而益不足的虚实补泻概念的古医籍。

一、《脉法》概述

《脉法》这部古医书的书名是由中医研究院医史文献研究院所拟定的。之所以将其命名为《脉法》，主要是为了真实反映所整理文献的内容与体例。《脉法》文献共十三行，三百余字，但是由于年代久远，文字缺损严重，所以现在不能了解其全貌。但是文献的第一句十分清楚，"以脉法明教下"，意思也很直白，这是一本用脉法来教授学生的书。所以中医研究院将书名定为《脉法》。韩健平先生在其书中特别对《脉法》命名的合理性提出了自己的观点，他认为，"'以脉法明教下'中的'脉法'，是对所教内容的概括说明，是否为原来的书名，目前仍需更多的证据来证明。以'脉法'为篇题，是在篇题上概括文献的主要内容，因为它借用了原文献中概括主要内容的词语，因而篇题上体现了当时医学学术的一些特征。"总的来说，韩健平先生对《脉法》命名的评价是较为中肯的，学术界也认为这个命名是恰当的，凡对此文献的引用和研究皆称为"脉法"。据考证，马王堆汉墓墓葬的准确年代为公元前 168 年，即汉文帝初元十二年，因此

《脉法》甲本的成书年代应在此之前。而张家山汉墓墓葬的年代为汉代吕后至文帝初年，相当于公元前 2 世纪中期左右。且从《脉法》乙本不避汉惠帝（公元前 194 年—公元前 188 年）名讳的"盈"字来看，其抄写年代至少在公元前 2 世纪以前。由此可见，《脉法》甲、乙本当属同一时代作品。《脉法》乙本保存较甲本完整，故学术界常以乙本为基础，用甲本

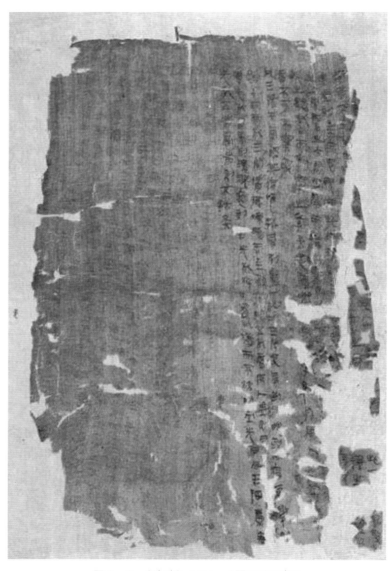

图 1-8 《脉法》（二）、《阴阳脉死候》

进行互校。

帛书《脉法》是古医家传授弟子应用灸法和砭法的一种民间教材。全文仅三百余字，出土时已严重残损，漫漶难识者近半数，帛书整理小组乃根据原文首句的"以脉法明教下"而命名为《脉法》。这里所说的"脉"，它既有后世医书中的"经脉"之义，也有血脉（血管）之义。而马王堆帛书《脉法》残损较为严重，但是后来出土的张家山汉简《脉书》则补充了其残缺部分，所以张家山汉简《脉法》乙本也具有十分重要的作用。1983—1984 年湖北省荆州地区博物馆工作人员在江陵县张家山地区挖掘了三座西汉初期的古墓，在其中第 247 号墓和第 249 号墓的椁室内发现了大约一千余枚的竹简古书。在这些竹简中除了法律、数学、军事和遣册等文献之外，还有两类医学古籍，汉墓整理小组分别题名为《脉书》和《引书》。竹简《脉书》的第五种古佚医书就是《脉法》，学界称它为《脉法》的乙本，而马王堆医帛书《脉法》为甲本。我们将张家山竹简《脉法》乙本与马王堆帛书《脉法》甲本进行对照，二者的内容基本相同，但是两者也存在差别。两者最大的区别在于马王堆帛书《脉法》甲本残缺部分较为严重，只存有 188 字（其中不包括后补入的 7 字），而张家山竹简《脉法》乙本却保存得较好，存留 312 字，所以整理小组能在很大程度上填补了马王堆帛书《脉法》甲本的残缺部分，甚至能将《脉法》甲本中有一些因为模糊看不清从而释读错误的部分纠改过来。

二、《脉法》与足疗

《脉法》在灸法中指出"圣人寒头而暖足"，这是"寒头暖足"这一提法的最早文献记载。所谓寒头，就是要保持头部寒凉，同时还应让头部尽量适应自然温度的变化，不要稍微有点降温、多点凉意就马上戴帽子、包围巾、戴手套，搞起全副武装。"暖足"则是要让脚顺应四时变化，及时"祛寒就温"，当夏季进入到秋冬季，要顺应时节的变化，不要再穿凉鞋、拖鞋，而是穿上袜子和鞋使脚经常处于温暖状态。根据考证，"寒头"与"暖足"在许多古医书中分别都有涉及，但真正将"寒头暖足"四个字紧密联系在一起立论，则是帛书《脉法》的首创。所以从这个角度来说，《脉法》的提法是具有特殊重要意义和较高学术价值的。

为什么要暖足？民间有"寒从足下起"的说法，足为人体阴气重地，"阴脉者集于足下，而聚于足心"。阴经的经气集中在足底，聚会在足心，所以阴气并走于下部导致足底寒冷。同时，足少阴肾经、足太阴脾经两条与生命"先天之本""后天之本"紧密联系的重要经脉都起始于足部，这又表明足在生命活动中是非常重要的部位。早在唐代，药王孙思邈就提出，"每（年）八月一日已（以）后，即微火取暖，勿令下冷而无生意，常欲使气在下。"进入深秋季节，就要特别注意足部保暖，尤其老年人可考虑用微火暖足，经常保持下肢阳气充足，对于预防疾病很有好处。不少人常说一年四季脚总是冰凉凉的，虽不能称之为病，但会引起生理、心理上的不适感，因此值得我们注意。暖足养生要做好"三件事"。第一件事是"泡足"，每天泡足 20 分钟可以达到治疗疾病、强身健体的效果。热水泡足具有促进气血运行、温煦脏腑、通经活络的作用，从而调节内脏器官功能，促进全身血液循环，改善毛细血管通畅，改善全身组织营养状况，加强机体新陈代谢的作用，舒缓精神紧张压力。因此，每晚就寝前坚持用 42 ℃左右的温水泡足 20 分钟，能够有效帮助入睡，提高睡眠质量，预防风寒感冒等外感病。足凉或者气血循环较差的朋友，可以选择一些温阳活血的中药来泡足，比如干姜、附子、吴茱萸、当归、党参等。暖足行动的第二件事是"按足"，通过按摩足部的病理反射区或经穴、奇穴等部位，增强调整阴阳、调和气血、调节脏腑的功能，达到防病治病的目的。按足重点按好两个穴位，即足三里和涌泉。足三里穴位于外膝眼下 3 寸处，是足阳明胃经所属穴位，具有调理脾胃、扶正培元、通经活络等功效，因此民谚有称"若要身体安，三里常不干"。涌泉穴位于足掌心前 1/3 凹陷处，是足少阴肾经的起始穴位，对于头晕、头顶痛、眩晕、中暑、神经衰弱、高血压等具有治疗作用。长期通过反复按揉或者针刺、艾灸等方式刺激这两个穴位，对温通血脉、强健身体大有帮助。暖足最容易进行的是第三件事"远足"，古语云"饭后百步走，活到九十九"，现代研究亦肯定走路是一种最适用、最接近完美的健身运动。走路有很多种形式，比较特殊的包括前脚掌走、矮身走、脚跟走、向后走、太极步、走石子等，每一种走路方式都具有其独特的防病治病效果。帛书《脉法》提出"寒头暖足"这一论断距今已经 2000 多年，古人关于穿衣戴帽的智慧也一直流传至今，仍对我们在时尚流行中选择健康的生活方式产生积极影响。

第四节　其他马王堆足疗相关医书与文物

在马王堆汉墓出土文物中，尽管没有关于足疗的专门描述，但通过系统整理与研究这些文物和医学文献，我们就可以了解到，古代中医已经认识到通过治疗身体的特定部位可以调节整体健康。这为后来包括足疗在内的中医养生与治疗方法提供了理论支持和灵感来源。因此，尽管间接，但马王堆汉墓一系列文物的发现与足疗之间还是存在一定关联的，特别是在中医足疗理论的发展和应用方面相互关联较深。

一、《五十二病方》

《五十二病方》是现知我国最早的医学方书，全书抄录于一高约24厘米、长450厘米长卷之后5/6部分。每方皆以疾病作为篇目标题，与后世方书体例相同，每一种疾病的治疗少则一方、两方，多则二十余方，共存医方总数283个。涉及的疾病绝大多数为外科病，其次为内科疾病，还有少量妇儿科疾病。书中所记载的治疗方法，除了以内服汤药之外，还有大量的外治法，如敷贴法、烟熏法、蒸气熏法、熨法、砭法、灸法、按摩疗法、角法（火罐疗法）等。治疗手段的多样化，当然也是当时医疗水平发达的标志之一。比如古人在足浴水中加入不同的药材，如艾叶、桂枝等，针对不同的身体状况和疾病进行治疗。马王堆汉墓出土的《五十二药方》载有"婴儿病痫方：取雷矢三颗，冶，以猪煎膏和之。小婴儿以水半斗，大者以水一斗，三分和取一分置水中，挠以浴之"。意思是说用中药足疗法治疗多出现疾患的小儿，这也是中药足疗的雏形。此外，该书还收录了药物247种，其中有将近半数是中药学经典《神农本草经》中没有的，真实地反映了秦汉时期的临床医学和方药学发展的水平。

《五十二病方》现存一万余字，全书分五十二题（实质上包括一百多种疾病），书中提到的病名现存的有108个，所治包括内、外、妇、儿、五官各科疾病。内科病有以精神异常为主要症状的疾病，书中称为癫疾和各种名目的"痫"；有以小便不利为主要症状的疾病称为"癃"即癃；有

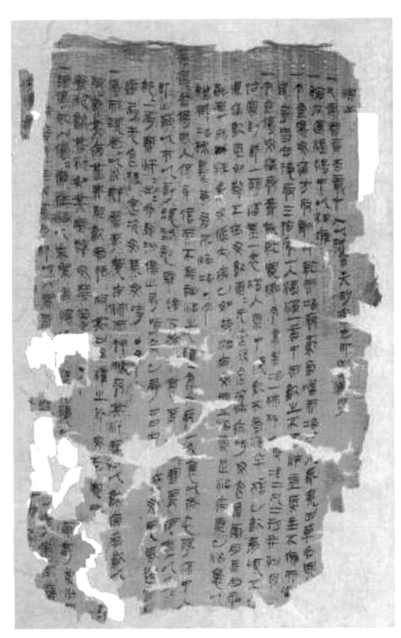

图1-9　马王堆帛书——《五十二病方》

"疟"即疟疾。外科病有各种外伤、痈疽、痔疮等。妇科病有"子痫"之类。儿科病有小儿惊风疾病等。综观全书，尤以外科病所占比重最大，也最为突出。其中关于痔疮还记载了精彩的手术疗法。例如"巢塞直（膅）者，杀狗，取其胒，以穿籥，入直（膅）中，炊（吹）之，引出，徐以刀剟去其巢。冶黄（芩）而娄（屡）傅之"。这就是说，医治痔疮患者，用竹管穿入狗尿胒，插入患者直肠（门）对着竹管吹气，使尿胒胀大，将患部牵引出来进行割治，然后用黄芩粉末和其他药物进行敷治。在西汉以前就有这么巧妙的手术疗法，着实令人赞叹不已。

《五十二病方》对药物方剂学亦有一定的贡献。书中共收药物247种，其中有将近半数是《神农本草经》没有记载的。在处方用药方面，本书已初步运用了辨证论治的原则。如该书治疽病方："冶白蔹、黄耆、乐（芍药）、桂、姜、椒朱（茱）萸，凡七物。骨疽背（倍）白蔹，肉疽（疸）倍黄耆，肾疽倍药，其余各一。并以三指大最（撮）一入栖（杯）酒中，日五六饮之，须已。"此方是治疽病方，包括七味药。方中明确指出，用药分量应根据不同疽病的特点来增减，不可固守一格。这种用药不时予以加减化裁的灵活性，正是通过辨证来确定的。

此外，《五十二病方》所载治法多种多样，除了内服汤药之外，尤以外治法最为突出。有贴法、药浴法、烟熏或蒸气熏法、熨法、砭法、灸法、按摩法、角法（火罐疗法）等。治疗手段的多样化，也是医药水平提高的标志之一。总之，本书比较真实地反映了西汉以前的医学水平。

二、《导引图》

《导引图》是现存最早的一卷道家保健运动的工笔彩色帛画，为西汉早期作品，是继帛书《去（却）谷食气》和《阴阳十一脉灸经》之后的一张绘有各种运动姿势的帛画，共有图像四十余幅。图前没有总名，每幅图侧均有简短标题。经初步研究，被确认为是属于西汉早期的导引图。导引图帛画幅高约53厘米，宽约110厘米。图上所绘人像高9—12厘米，有男有女，有老有少，或着衣，或裸背，均为工笔彩绘，以黑色线条勾画轮廓，填以朱红或青灰带蓝。除个别人像手持器物外，别无背景。由于帛画残破断裂比较严重，虽经初步复原，全图前后、上下已很难恢复原来的顺序。但每一个图像的运动姿势尚基本保存，仅有少数图像残破难辨，并有约半数的标题文字无法识别。

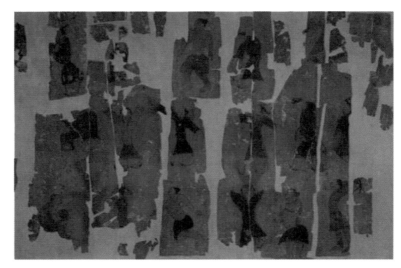

图 1-10 马王堆帛书——《导引图》

虽然《导引图》直接关于足部的动作和内容可能不多，但其整体养生理念和对身体各部位的关注，仍然对现代足疗和足部健康有启发性作用。理解和实践《导引图》中的导引术，可以作为促进整体健康，包括足部健康的一种方式。《导引图》中的部分动作强调了身体平衡和姿势调整，这对于足部健康是至关重要的。良好的体态能够确保足部承受均衡的体重，避免足部过度负担；部分动作可能通过促进整体血液循环对足部健康有益。良好的血液循环则可以减少足部疼痛和肿胀，促进受伤部位的恢复。尽管《导引图》没有直接指出特定的足部穴位刺激方法，但其整体理念强调了通过体操和动作调节身体的气血，这与穴位刺激和经络理论是相通的。在中医理论中，足部有多个重要的穴位和经络通过，适当地刺激这些穴位可以促进身体健康。此外，《导引图》中的呼吸和放松技巧对于缓解足部压力和疲劳也可能有益。尤其是长时间站立或行走后，适当的放松和深呼吸可以帮助缓解足部紧张。

三、其他足疗相关文物

丝绸医书和图谱：马王堆汉墓中还出土了许多丝绸制成的医书和图谱，这些文献详细记录了古代的养生学、解剖学、病理学以及治疗方法等。这些资料为理解人体的生理和病理提供了宝贵信息，也为足疗等基于身体特定部位治疗的方法提供了理论参考。

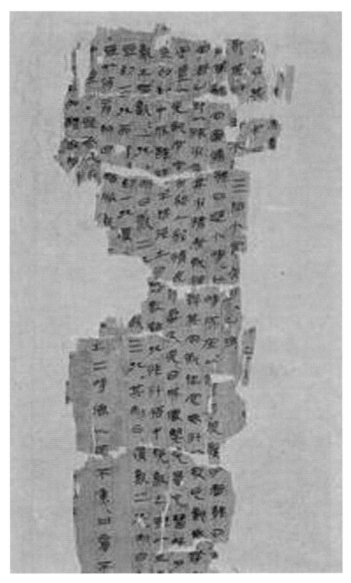

图1-11　马王堆出土帛书

针灸、香薰和草药治疗的记录：出土文物中的医学文献显示，古代中医已经有了相当复杂的医疗体系，包括针灸、香薰和草药治疗。这些治疗方法的基础是经络理论，认为人体健康状态与经络系统的通畅密切相关。

足疗作为一种通过刺激足部特定点位来调节身体功能的方法，虽然形式不同，但与针灸共享相同的理论基础。

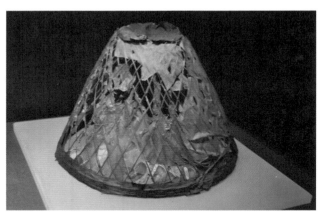

图 1-12　马王堆一号墓竹熏罩

中草药和香料：马王堆的出土文物中还有不少与医药相关的物品。比如在出土的香囊、枕头和熏炉中发现了十余种中草药，被认为是现存较早的中草药实物。这些药物包括茅香、佩兰、辛夷、高良姜、桂皮、花椒、杜蘅、姜、朱砂等。除了朱砂之外，其他药物多具有挥发性，气味芬芳，在古代既有辟邪、祛毒的民俗用途，也具有芳香去湿、通气健脾、防腐杀菌等医疗保健的功效。所以，马王堆女尸之所以保存完好，恐怕与这些中草药的应用也有一定的关系。

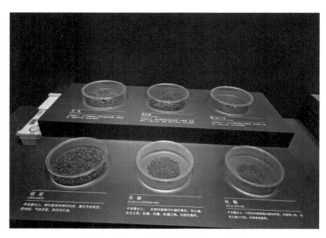

图 1-13　马王堆汉墓出土香药

第二章　马王堆足疗相关医书原文与注释

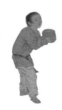

第一节　《足臂十一脉灸经》原文与注释

据考证,《足臂十一脉灸经》是现存最早的论述经脉学说的文献,现存 7000 多字,主要论述了人体的十一条主要经脉及其流经的路径、联系的内脏和治疗相关疾病的灸法。这部经典的命名来源于其重点讨论的对象——足臂的经脉,体现了古代医学对人体经络系统的深入研究。

一、足

(一)足太阳脉:

1. 经脉循行

　　足[1] 泰(太)[2] 陽温(脉)[3,4]:出外踝窦(婁)中[5],上貫膞(腨)[6],出於胳(郄)[7];枝[8] 之下脾[9];其直者貫【□】[10],夾(挾)脊[11],【出項】[12],上於豆〈頭〉[13];枝顔(顏)下[14],之耳;其直者貫目內漬(眥)[15],之鼻。

【注释】

〔1〕足:"足(脉)"篇总标题。全书共分为足、臂两篇。《说文·足部》:"足,人之足也,在下。"古医书中"足"字多统指下肢部。

〔2〕太：原作"泰"。泰、太、大三字互通。《太平御览》卷二十七引《风俗通》："大者，太也"，可旁证。

〔3〕脉：原作"温"，以"目"，通"眽"。"眽"又与"脈"（脉）字互通。

〔4〕足太阳脉：《阴阳十一脉灸经》作"足巨阳脉"，《灵枢·经脉》作"膀胱足太阳之脉"。

〔5〕娄中：指凹陷部。《说文·女部》："娄，空也。""娄中"，即空中，凹陷部。

〔6〕贯腨：穿过小腿肚。腨（chuāi，揣），原作"膞"。《广雅·释言》："贯，穿也。"《说文·肉部》："腨，腓肠也。"

〔7〕郄：指膝腘窝部。音 xì，原作"胳"。即脚字之省，下同。《集韵·入》："郄中，则委中穴。"

〔8〕支：指支脉。原作"枝"。《说文·木部》："枝，木别生条也。"引申为分枝，支脉。

〔9〕下胂：《说文·肉部》："胂，夹脊肉也。"下胂指背部下方，荐部附近棘突的肌肉群。胂，音 shèn，原作"脾"，字书无考。应是胸字形讹。

〔10〕贯臀：指穿通臀部。"臀"字，原残损。缺文拟补"胂"字。贯胂即贯臀，《阴阳》作"穿踝"，《灵枢·经脉》作"贯臀"。

〔11〕挟脊：指在脊部正中的左右两侧。挟，原作"夹"。《释名·释姿容》："挟，夹也，在旁也。"脊，《灵枢·经脉》马莳注："椎骨为脊。"

〔12〕出项：指经过后颈部。此处原残缺二字。补作"出项"，据《阴阳十一脉灸经》足太阳脉在"挟脊"二字后有"出于项"文补。

〔13〕头：指头部。原作"豆"。将"豆"读为"头"。《阴阳十一脉灸经》乙本作"【□】头角"（甲本此处残缺），《灵枢·经筋》作"上头"。

〔14〕颜下：指额部的中央部分下方。原作"颜"。颜与颡上古音均元部韵。互通。《说文·页部》："颜，眉目之间也。"

〔15〕目内眦：指内眼角。眦，音 zì，原作"渍"。《灵枢·经脉》马莳注："目内角为内眦也。"

【译文】

足太阳脉的循行径路：始于足外踝后的凹陷处，上穿小腿肚，上达膝腘窝部。

在膝腘窝部分出支脉，上至脊背部下方两侧的肌肉处。

在膝腘窝部的主脉向上直行，穿通臀部，沿脊背部的左右两侧循行，经项（后颈）部至头部。

在头部又分出一条支脉，分布到两眉之间颜部的下方入耳部。

在头部的主脉，仍继续从头项部向前直行，经内眼角（内眦）至鼻部。

2. 经脉病候

其病病足小指廢[1]，腨（腨）痛[2]，胳（却）攣（攣）[3]，膬痛[4]，產（產）寺（痔）[5]，要（腰）[6]痛，夾（挾）脊[7]痛，□痛[8]，項痛，手[9]痛，顏（顏）寒[10]，產（產）聾[11]，目痛，頯（頄）（鼽）[12]，數癲（癲）疾[13]。·諸病此物[14]者，皆久（灸）[15]泰（太）陽溫（脈）。

【注释】

〔1〕足小趾廢：指足小趾麻痹。趾，原作"指"。《楚辞·愍命》："废周邵于遐夷。"王注："不用曰废。"

〔2〕腨痛：指小腿肚痛。原作"腨痛"。"腨"，同本节【经脉循行原文】注。

〔3〕郄攣：指腓肠肌痉挛。挛，原作"攣"。

〔4〕膬痛：指臀部疼痛。

〔5〕产痔：指生痔病。产，义为发生，产生。痔，原作"寺"。"痔"与"寺"上古音均之部韵。《说文·疒部》："痔，后病也。"

〔6〕腰：指腰部。原作"要"。《说文·臼部》："要，身中也。"

〔7〕挟脊：挟，原作"夹"。同本节【经脉循行原文】注。

〔8〕【□】痛：此处一字残缺，不详。

二五

〔9〕首：指头部。原作"手"。首与手上古音均书母，幽部韵，同音通假。首痛即头痛。《说文·页部》："头，首也。"

〔10〕颜寒：指颜面部发凉。

〔11〕产聋：指发生耳聋的症状。《释名·释疾病》："聋，笼也，如在朦胧之内，听不察也。"《急就篇》："痂、疕、疥、疠、痴、聋、盲。"颜注："耳不闻声曰聋。"《广雅·释训》："聋。聩疾也。"

〔12〕鼽衄：指鼻流清涕和鼻中出血。音 qiú nǜ，原作"俇洶"。《素问·金匮真言论》："春不鼽衄。"

〔13〕癫疾：指癫痫等病症。原作"瘨"疾。癫疾，指精神抑郁、错乱一类疾病。

〔14〕諸病此物：指此类病症。《玉篇》："物，类也。"诸病此物，意即凡属此类病症。

〔15〕灸：指用灸法。原作"久"。上古音均见母，之部韵。同音通假。下同。据《说文·久部》："久，以后灸之。"

【译文】

足太阳脉的主病：足小趾麻痹，小腿肚痛，膝后下方大筋抽搦，臀部疼痛，痔疮，腰痛，脊柱两侧痛，（此处缺 1 字，系部位名，不详）痛，项颈痛，头痛，脸上发凉，耳聋，眼睛痛，流鼻涕和鼻出血，癫痫频繁地发作。以上病症均可通过灸足太阳脉来治疗。

（二）足少阳脉

1. 经脉循行

足少陽温（脈）〔1〕：出〔2〕於踝前〔3〕，枝於骨間〔4〕，上貫劆（膝）外兼（廉）〔5〕，出於股外兼（廉）〔6〕，出脅〔7〕；枝之肩薄（髆）〔8〕；其直者貫腋〔9〕，出於項、耳，出脿（枕）〔10〕，出目外漬（眥）〔11〕。

【注释】

〔1〕足少阳脉：《阴阳十一脉灸经》作少阳脉。《灵枢·经脉》作胆足少阳之脉。

〔2〕出：指产生，生成。《吕氏春秋·大乐》："太一生两仪。"高注：

"出，生也。"

〔3〕踝前：指外踝之前。据上文足太阳脉及《阴阳十一脉灸经》足少阳脉，"踝"上原脱"外"字。

〔4〕骨间：指外踝骨里面。间字义为中间，里面。《管子·内业》："充摄之间，此谓和成。"成注："间，犹中也。"

〔5〕膝外廉：指膝部外侧边。膝，原作"郄"。《说文·卩部》："郄，胫头卩也。"徐铉注："今俗作膝，非是。"

〔6〕股外廉：指大腿外侧。股，《灵枢·经脉》马莳注："髀内为股。"张介宾注："股，大腿也。"

〔7〕胁：指侧胸部。音 xié，原作"脋"。《经典释文》卷十六"胁"条引《通俗（文）》："腋下谓之胁。"

〔8〕肩髆：指肩胛部。髆，音 bó，原作"薄"。《说文·骨部》："髆，肩甲也。"

〔9〕腋：指腋窝部。《增韵》："左右胁之间曰腋。"

〔10〕枕：指枕骨部，即后头部。原作"腬"。《玉篇·肉部》"腬"为"脼"之异写，云："脼，煮肉也。"其义与此文不合。故应是甚字之讹。"枕"与"甚"上古音均侵部（韵）。枕为章母，甚为禅母，均舌音●，故腬假为枕。《素问·骨空论》："关横骨为枕"，即枕骨部。

〔11〕目外眦：指外眼角。眦原作"渍"，通假。《灵枢·经脉》马莳注："目外角为锐眦。"

【译文】

足少阳脉的循行径路：始于足外踝前方。外踝部分出一条支脉，分布在踝骨的里面。其主脉上循于外踝部，过膝部外侧及大腿外侧，至侧胸部。

在侧胸部又分出一条支脉，向后上循行并分布于肩胛部。

在侧胸部的主干脉则继续向上直行，穿过腋窝，上抵达项（后颈）部，又经耳部、后头部，而止于外眼角。

2. 经脉病候

其病：病足小指次【指】废[1]，胻[2] 外兼（廉）痛，

二七

胻寒[3]，膝外兼（廉）痛，股外兼（廉）痛，脾（髀）[4]外兼（廉）痛，脅痛，【□】痛[5]，産馬[6]，缺盆痛[7]，癭〈瘻〉[8]，聾，胺（枕）痛，耳前痛，目外漬（眥）痛，脅外穜（腫）[9]。·諸【病】[10]此物者，皆久（灸）少陽温（脈）。

【注释】

〔1〕足小趾次趾废：指足部的第四趾麻痹。趾，原作"指"，后一趾字原缺。《灵枢·经脉》作"小指次指不用"，同此。

〔2〕胻：指小腿部。音 xíng。如《医宗金鉴》卷八十："胻骨者，俗名臁胫骨也……"本书中的胻字系泛指小腿部而言。

〔3〕胻寒：指小腿恶寒的症状。系寒痹的一种症状。《素问·解精微论》："阴并于下则足寒。"

〔4〕髀：指髀枢部，即髋关节部，体表约股骨大转子。《十四经发挥》滑注："股外为髀。"

〔5〕头颈痛：指头颈部疼痛。"头颈"二字原脱。据《阴阳十一脉灸经》乙本足少阳脉病候"头颈痛，胁痛"文补。

〔6〕産馬：指生瘰疬，淋巴结结核之类病症。按《灵枢·经脉》"足少阳脉"病候所记，有"马刀侠瘿（《太素》作'婴'）"一病，马蒔注："马刀侠瘿，皆颈、项、腋、胁所生之疮。"

〔7〕缺盆痛：指锁骨上窝处疼痛。《针灸甲乙经》卷三，第十三："缺盆，一名天盖。在肩上横骨陷者中。"

〔8〕瘻：指颈肿之病。音 lòu，原作"癭"，音形相近而讹。《说文·疒部》："瘻，颈肿也。"

〔9〕脅外腫：指侧胸部肿胀。肿，原作"穜"。《说文·肉部》："肿，痈也。"又："痈，肿也。"

〔10〕病：病字原缺，据本书体例补。

【译文】

足少阳脉的主病：足第四趾麻痹，小腿外侧疼痛，小腿怕冷，膝外侧痛，大腿外侧痛，髋部外侧痛，侧胸痛，头颈部痛，瘰疬，缺盆部痛，颈肿，耳聋，后头部痛，耳前痛，眼外角痛，侧胸部肿胀。以上病症均可通过灸足少阳脉来治疗。

（三）足阳明脉

1. 经脉循行

　　足陽明（明）温（脈）[1]：循[2] 胻中，上貫膝中，出股，夾（挾）少腹[3]，上出乳內兼（廉）[4]，出脃（嗌）[5]，夾（挾）口，以上之鼻。

【注释】

　　[1] 足陽明脈：《阴阳十一脉灸经》作阳明脉。《灵枢·经脉》作胃足阳明之脉。

　　[2] 循：指沿着，依次循行。《说文·彳部》："循，行顺也。"

　　[3] 少腹：指在小腹部的两侧。少腹，原作"小腹"。《灵枢·经脉》马莳注："脐下为小腹。"

　　[4] 乳内廉：指乳房内侧。内，《类经》卷七，"循臂内"。张注："内，内侧也。"

　　[5] 嗌：指咽喉。《说文·口部》："咽也。籀文：嗌上象口，下象颈脉理也。"

【译文】

　　足阳明脉的循行径路：始于小腿外侧正中，上至膝外侧正中，直达大腿部，沿小腹部的左右两侧向上，经过乳房内侧，至咽喉，再绕行过口的两侧，止于鼻部。

2. 经脉病候

　　其病：病足中指廢[1]，胻痛，膝中穜（腫），腹穜（腫），乳內兼（廉）痛，【□】（外）穜（腫）[2]，頯痛[3]，尫（鼽）洫（衄），數瘨[4]，熱汗出[5]，胜[6] 瘦[7]，顏寒。諸病此物者，皆久（灸）陽明温（脈）。

【注释】

　　[1] 足中趾廢：指足中趾麻痹。趾，原作"指"。

　　[2]【□】外腫：此处一字，缺文不详。有人拟补以"胻"字，但所

据不足。

〔3〕頯痛：指面颧部疼痛。頯，音 kuí，颧部，即眼的下方两侧。《说文·页部》："頯，权也。"

〔4〕數癲：此处原缺"癲"字，有拟作癲，意为癫痫频作。

〔5〕热汗出：指发热兼汗出。《素问·热论》："阳明主肉，其脉侠鼻络于目，故身热……"

〔6〕胜：帛书整理小组谓："胜，应系胜字之误。"胜，指股部上方的部位，音 bì。《医心方》卷十七"治漆疮方第十二"引《诸病源候论》："胸、臂、胜、腨皆悉瘙痒。"

〔7〕胜瘦：指大腿部皮肤瘙痒。"胜瘦"即股部瘙痒，与上面所引《诸病源候论》文相合。

【译文】

足阳明脉的主病：足中趾麻痹，小腿痛，膝部肿胀，腹部肿大，乳房内侧痛，（此处缺一字，系部位名）外侧肿，颧部痛，流鼻涕和鼻出血，癫痫频繁发作，发热汗出，大腿部瘙痒，脸上发凉。以上病症均可通过灸足阳明脉治疗。

（四）足少阴脉

1. 经脉循行

足少陰溫（脈）[1]：出內踝窶（婁）中，上貫膞（腨），入胳（郄），出股，入腹[2]，循脊內□兼（廉）[3]，出肝[4]，入胠[5]，毄（系）舌【本】[6]。

【注释】

〔1〕足少陰脈：《阴阳十一脉灸经》作少阴脉，《灵枢·经脉》作肾足少阴之脉。

〔2〕入腹：指进入腹部。《灵枢·经脉》马莳注："脐上为腹。"

〔3〕脊内廉：指脊柱内侧。有释文作："循脊内□兼（廉）"，缺文拟补"上"字。"脊内"二字因所在帛局部皱缩而变形，原整理本图版"内"下部所叠压存有残字笔画的碎片当属误裱，宜移去。"内""兼"之间当无缺文。丙本作"上穿脊之内廉"。

〔4〕出肝：指穿过肝脏。和《灵枢·经脉》足少阴脉循行文中的"从肾上贯肝膈"之说也完全符合。

〔5〕胠：指腋下侧胸部上方的部位。胠，音 qū。《说文·肉部》："胠，亦下也。"段注："亦、腋，古今字。"

〔6〕系舌本：指联系、联接舌根部。系，指联系、联接，原作"毄"。《春秋经传集解》杜预序："记事者以事系日，以日系月，以月系时，以时系年。"

【译文】

足少阴脉的循行径路：始于足内踝后的凹陷，上穿小腿肚，进入膝腘窝，从大腿部出来，入腹部，沿脊柱的内侧向上，至肝脏，经腋下部，上连舌根。

2. 经脉病候

其病：病足热[1]，腨（腨）内痛，股内痛，腹街[2]、脊内兼（廉）痛，肝痛[3]，心痛[4]，烦心[5]，咽□□□□[6]，舌辂（坼）[7]，□旦（瘅）[8]，尚【气】[9]，□□，数月曷（喝）[10]，牧牧[11]者（嗜）卧[12]以欮[13]。

【诸】[14]病此物【者，皆久（灸）】足少阴【脉】。

【注释】

〔1〕足热：指足部发热。此"足"字，概指下肢部。《灵枢·经脉》足少阴肾脉有"足下热而痛"病候，足少阳胆脉有"足下反热"病候。

〔2〕腹街：指腹股沟部。《灵枢·卫气》："腹气有街。"即腹股沟部。

〔3〕肝痛：指腋下侧胸部的肝区部疼痛。《素问·脏气法时论》："肝病者，两胁下痛引少腹。"可参。

〔4〕心痛：指胸前及背后中央的心区部疼痛。《素问·脏气法时论》："心病者，胸中痛，胁支满，胁下痛，膺背肩胛间痛，两臂内痛。"

〔5〕烦心：指心烦，烦躁。

〔6〕咽【□□□□】：指咽部（此后有四字缺文）。据《阴阳十一脉灸经》足少阴脉病候有"嗌中痛"三字。《说文·口部》："嗌，咽也。"

〔7〕舌坼：指舌面燥裂。与《阴阳十一脉灸经》足少阴脉的"舌坼"

病候相符。

〔8〕【□】瘅：指黄疸。与《阴阳十一脉灸经》足少阴脉的"瘅"病候相符。

〔9〕上氣【□□】：指气息上逆，（此后有二字缺文）。据《阴阳十一脉灸经》足少阴脉主治及《灵枢·经脉》足少阴脉主治均有"上气"二字补。

〔10〕數喝：指经常声音嘶哑。《广雅·释言》："喝，嘶也。"喝，音 hē，原作"膈"。

〔11〕默默：指沉默不语，昏昏沉沉，神志懵懂。原作"牧牧"。"牧"与"默"上古音均明母，职部韵。同音通假。默即静默不语。《周易·系辞》："君子之道，或默或语。"韩注："默，不语也。"本条之"牧牧"即"默默"。

〔12〕嗜臥：指喜好睡眠，形容精神倦怠、神气委顿之状。嗜，原作"耆"。嗜义为喜好。《说文·口部》："嗜，欲喜之也。"

〔13〕以欬：以，此处用法同"而"字。杨树达《词诠》："以，承接连词，与'而'同。"《助字辨略》卷三引"《汉书·高帝纪》：'南浮江汉以下'此以字，犹而也。"欬，指咳嗽。《急就篇》颜注："欬，嗽也。"

〔14〕諸："诸"字及以下的"者皆灸""脉"五字原缺，今据本书体例补。

【译文】

足少阴脉的主病：足部发热，小腿肚内侧痛，大腿内侧痛，腹股沟和脊柱内侧痛，肝痛，心痛，烦心，咽部（此后有四字缺文），舌面燥裂。常声嘶，全身倦怠，沉默寡言，嗜睡，咳嗽。以上病症均可通过灸足少阴脉治疗。

（五）足太阴脉

1. 经脉循行

足泰（太）陰温（脉）[1]：出大指[2] 内兼（廉）骨蔡（際）[3]，出内踝上兼（廉），揗（循）胻内【廉】[4]，【上】郄（膝）内兼（廉）[5]，出股内兼（廉）。

【注释】

〔1〕足太陰脈：《阴阳十一脉灸经》作大阴脉，又作巨阴脉。《灵枢·经脉》作脾足太阴之脉。

〔2〕大趾：指足大趾。趾，原作"指"。

〔3〕際：指交界处、边缘处。际，义为会合，连接。《小尔雅·释诂》："际，界也。"

〔4〕循胕内廉：此处"廉"字原缺，据《灵枢·经脉》足太阴脉"上腨内"文补。

〔5〕上膝内廉：此处"上"字原缺，据《灵枢·经脉》足太阴脉循行文"上膝股内前廉"补。

【译文】

足太阴脉的循行径路：起于足大趾内侧的骨缝，经内踝上侧，上循小腿内侧，（经过）膝内侧，止于大腿内侧。

2. 经脉病候

其病：病足大指廢[1]，胕內兼（廉）痛，股內痛，腹痛，腹張（脹）[2]，複【□】[3]，不耆（嗜）食[4]，善意（噫）[5]，心【煩】[6]，善肘[7]。諸病此物者，皆久（灸）足泰（太）陰溫（脈）。

【注释】

〔1〕足大趾廢：指足大趾麻痹。趾，原作"指"。

〔2〕腹脹：脹，原作"張"。"脹"与"張"上古音均端母，阳部韵，同音通假。《集韵·去·漾》："脹，腹大也。"

〔3〕复【□】：指症状名，不详。此处缺一字。考《阴阳十一脉灸经》是动病有"食欲呕"，《经脉》是动病有"食则呕"，缺文拟补"呕"字。

〔4〕不嗜食：指不想吃东西。嗜，原作"耆"。参《阴阳十一脉灸经》注。

〔5〕善噫：指爱叹气。胃里的积气因阻郁上升而有声称为噫，俗称饱嗝。《说文·口部》："噫，饱食息也。"

〔6〕心烦：此处"烦"字帛书原缺。据《阴阳十一脉灸经》足太阴脉病候"心烦"文补。《灵枢·经脉》足太阴脉病候作"烦心。"

〔7〕疛：指心动过速、心悸之类的病。《说文·疒部》："疛，小腹病。"段注："小，当作心，字之误也。"

【译文】

足太阴脉的主病：足大趾麻痹，小腿内侧痛，大腿内侧痛，腹胀痛，复□（此处缺一字），食欲差，常噫气，心烦，心动过速。以上各类病症均可通过灸足太阴脉治疗。

（六）足厥阴脉

1. 经脉循行

足厺（厥）陰温（脉）[1]：循大指间[2]，以上出胻内兼（廉），上八寸[3]，交泰（太）陰温（脉）[4]，【□】股内[5]，上入脞間[6]。

【注释】

〔1〕足厥阴脉：厥有三义：一为终止，尽。《素问·阴阳离合论》："厥阴根起于大敦。"王注："厥，尽也，阴气至此而尽，故名曰阴之绝阴。"

〔2〕大趾间：指足趾外侧与次趾内侧之中间。趾，原作"指"。间，字义为中间，内侧，里面。《管子·内业》："充摄之间，此谓和成。"

〔3〕上八寸：指内踝上八寸处。

〔4〕交太陰脉：指与足太阴脉相互交叉。交，指交叉、交通。《素问·方盛衰论》："阴阳并交。"王注："交，谓通也。"

〔5〕【□】股内："股"字前一字原缺。有谓"缺字当为'出'。'内'下脱'廉'。当为'出股内廉。'"又据《灵枢·经脉》足厥阴脉"循股阴入毛中"补"循"字。

〔6〕脞间：指大腿内侧。原作"脞间"。间指中间，内部。"脞间"指大腿（股）的内部。

【译文】

足厥阴脉的循行径路：循行于足大趾中部，上至小腿内侧，在内踝上八寸处和足太阴脉相交，沿大腿内侧入大腿内部。

2. 经脉病候

其病：病脞瘦[1]，多弱（溺）[2]，耆（嗜）飲[3]，足柎（跗）穜（腫）[4]，疾畀（痹）[5]。諸病此物者，【皆久（灸）】[6]巻（厥）陰溫（脈）。

【注释】

〔1〕脞瘦：指大腿部瘙痒。同足阳明脉所注。

〔2〕溺：指小便。原作"弱"。多溺即小便频数。

〔3〕嗜飲：指喜好饮水。嗜，原作"耆"。《玉篇·食部》："飲，咽水也。"

〔4〕足跗腫：指足背部肿胀。《仪礼·士丧礼》："綦结于跗。"郑注："跗，足上也。"

〔5〕疾痹：指痹病。疾，指所患之病。《国语·晋语》："吾不幸有疾。"《说文·疒部》："痹，湿病也。"

〔6〕皆灸：此二字帛书原缺，据本书体例补。

【译文】

足厥阴脉的主病：大腿部瘙痒，小便频数，口渴多饮，足部肿胀，痹病。以上病症均可通过灸足厥阴脉治疗。

皆〈扁（偏）〉有此五病[1]者，有（又）[2]煩心，死。三陰[3]之病亂[4]，【不】過十日死[5]。揗[6]溫（脈）如三人參舂[7]，不過三日死。溫〈溫（脈）〉絕[8]如食頃[9]，不過三日死。煩心，有（又）腹張（脹），死。不得臥[10]，有（又）煩心，死。唐（溏）【□】[11]恒[12]出，死。三陰病雜以陽病[13]，可治。陽病北（背）[14]如流湯[15]，死。陽病折骨絕筋（筋）[16]，而[,17]無陰病，不死。

【注释】

〔1〕此五病：指脞瘦、多溺、嗜饮、足跗肿、疾痹五种疾病。

〔2〕又：原作"有"。"又"与"有"上古音均匣母，之部韵，同音

通假。

〔3〕三陰：此处系指以上三条阴脉，即足三阴脉（足少阴、足太阴、足厥阴）。

〔4〕亂：指杂乱出现。《集韵·去·换》："乱，紊也。"

〔5〕【不】過十日死："不"字原缺。据下文"不过三日死"文例补。

〔6〕循：指切脉。《汉书·李陵传》："数数自循其刀环。"颜注："循谓摩循也。"

〔7〕三人参舂：形容脉搏有力而杂乱无章。参，音 cān。《增韵》："参，错也。"舂，音 chōng。《说文·臼部》："舂，捣粟也。……持杵临臼上。"

〔8〕脈絶：指切脉时已无脉动现象。《玉篇·系部》："绝，灭也。"

〔9〕食頃：指吃一顿饭的时间。《史记·孟尝君传》："至函谷关发传出，出如食顷。"

〔10〕不得臥：指失眠。

〔11〕溏瘕：指大便稀薄。《灵枢·经脉》载有"溏瘕泄"。

〔12〕恒：《说文·二部》："恒，常也。"

〔13〕陽病：此处系指足三阳经病。

〔14〕背：原作"北。"北为背字古写。《说文·北部》："北，乖也。从二人相背。"

〔15〕背如流湯：指背上热汗淋漓不止，为亡阳之兆。

〔16〕折骨絶筋：指骨折、筋断。

〔17〕而：《战国策·齐策》："而此者三。"高注："而，如也。"《经传释词》："而与如同义，故二字可以互用。"

【译文】

如果上述足厥阴脉的五种病症在一个患者身上同时并见，加上又有心烦的症状，就是死亡的征象。

如果足部三条阴经（即足少阴、足太阴、足厥阴）的病症错综复杂地同时出现，则患者过不了十日就要死亡。

如果患者脉搏的跳动急速并错乱无章，就像三个人一齐捣臼的忙乱状况，过不了三日将死亡。

如果患者脉搏停止跳动长达约一顿饭的时间，过不了三日就要死亡。

患者心烦，而兼有腹胀的，是将死亡的征象。

患者不能入睡，而又心烦意乱的，是将死亡的征象。

患者反复大量溏泄的，是将死亡的征象。

足三阴脉的病状虽然混杂出现，但有阳病症状的，可以治好。

足三阳脉的症状兼见，并有大汗淋漓不止，背部汗流如水时，是死亡的征象。

足三阳脉的症状兼见，并有骨折、筋断等症状，而无阴病症状时，不是死亡的征兆。

第二节 《阴阳十一脉灸经》原文与注释

《阴阳十一脉灸经》是 1973 年底出土于长沙马王堆三号汉墓的多种古佚医学帛书之一。本书原缺书名，马王堆帛书小组根据其内容特点命名为《阴阳十一脉灸经》。关于马王堆《阴阳十一脉灸经》的内容有两种写本，分为甲本和乙本，其内容基本相同。甲本共 37 行，和《足臂十一脉灸经》《脉法》《阴阳脉死候》《五十二病方》共五种医书在同一幅长帛上。乙本与《却谷食气》《导引图》在同一幅帛书上，但缺文较多，共 18 行。张家山汉墓简书有一种，收入《脉书》中，今称丙本。

《阴阳十一脉灸经》以"先六阳脉后五阴脉"的原则，来确定各脉的排列次序，依次是：足巨（太）阳脉、足少阳脉、足阳明脉、肩脉（相当臂太阳脉）、耳脉（相当臂少阳脉）、齿脉（相当臂阳明脉）、足巨（太）阴脉、足少阴脉、足厥阴脉、臂巨（太）阴脉、臂少阴脉等十一脉循行路线及各脉之是动病、所生病。《阴阳十一脉灸经》的循行径路、病理征候和灸法的描述，比《足臂十一脉灸经》进步和丰富，如其中有关"是动病"和"所生病"等病候的记述，是中国医学古籍中最早的版本。《阴阳十一脉灸经》是在《足臂十一脉灸经》基础上发展的经脉学著作，记载了经脉的循行路线，并无对人体的解剖的论述或经脉上穴位的记录，治疗方法也仅有灸法的记述，可见针法、穴位等要较灸法、经脉等出现晚。其与《灵枢·经脉》无论从内容到词句，均有许多相同之处，说明

《灵枢·经脉》是《阴阳十一脉灸经》理论的进一步发展。

一、《阴阳十一脉灸经》（甲）

（一）阳[1]

1. 足巨阳脉

（1）经脉循行：

【鉅[2] 陽眽（脈）[3]：系于[4] 潼（踵）[5] 外踝[6] 娄中[7]，出胁中[8]，上穿[9] 跰（臀）[10]，出胁（厭）中[11]，夾（挾）[12] 脊，出於項[13]，【上】[14] 頭角[15]，下顏（顔）[16]，夾（挾）髑（髃）[17]，毄（系）[18] 目內廉[19]。

【注释】

〔1〕陽：此"阳"字与以下"阴"字篇目原无。据《足臂十一脉灸经》之例以补。

〔2〕鉅："巨"和"大"字同义。《广雅·释诂一》："巨，大也。"故"巨阳"（鉅阳）即"太阳"。

〔3〕【足】巨陽眽：巨阳脉，即足太阳脉。下少阳脉、阳明脉同。

〔4〕系于："系"字义为连接，联系。按，此系字位于足巨阳脉循行记文之首，似可引申为脉之始发或起始。今暂据之作解。

〔5〕踵：指脚后跟。《释名·释形体》："足后曰跟，又谓之踵。"

〔6〕踝：乙本作腂。按，腂字从肉，果声。"果"与"踝"均上古歌部韵，故踝假为腂。

〔7〕娄中：踵外踝娄中即足后跟和外踝之间的凹陷中，相当于后世的昆仑穴部位。

〔8〕卻中：指膝腘窝部的委中穴部位。可参见《足臂十一脉灸经》足太阳脉"卻"注。

〔9〕穿：指穿通，贯通。《说文·穴部》："穿，通也。"《汉书·司马迁列传》："贯穿经传。"

〔10〕臀：指臀部。《灵枢·经脉》张介宾注："尻旁大肉曰臀。"

〔11〕厭中：指髀厌，系相当股骨之大转子部。《灵枢·经脉》："横

入髀厌中。""髀，股也。一曰股骨。"

〔12〕挟：乙本及丙本"挟"均作"夹"，下同。可参见《足臂十一脉灸经》足太阳脉注。

〔13〕项：指颈后部。

〔14〕上：此处缺文。丙本作"上头角"，帛书《足臂十一脉灸经》作"上于豆（头）"。

〔15〕头角：指额角。额部前发际边向左右侧下方曲折的部位。

〔16〕颜：指额部。《素问·刺热篇》："心热病者，颜先赤。"王注："颜，额也。"

〔17〕頞：指山根。"齃"为"頞"字异体，义为鼻梁。《说文》："頞，鼻茎也。"《灵枢·经脉》马莳注："山根为頞。"

〔18〕系：原作"毄"。同上注。

〔19〕目内廉：指目内侧，即内眦部。

【译文】

足巨阳脉的循行径路：起于足外踝后与足后跟之间的凹陷中，行至膝腘窝经股部后方向上穿过臀部，再由髀厌处（即大转子处）出来，走行在脊柱正中的两侧，直达后颈部。再向上行至前发际两侧的额角，然后向下到眉、目之间的颜部，走行于鼻柱的左右两侧，又向内上方联系到内眼角而终止。

（2）经脉病候：

是動則病[1]：沖頭[2]，目似脫[3]，項似拔[4]，脊痛[5]，要（腰）[6] 以（似）折，脾（髀）[7] 不可以運[8]，膕如結[9]，腨如【裂[10]，此】爲踝蹶（厥）[11]，是鉅陽眽（脈）【主治】[12]。

其所產病[13]：頭痛，耳聾，項痛[14]，耳彊[15]，瘧[16]，北（背）痛[17]，要（腰）痛，尻痛[18]，眭（痔）[19]，胳（郄）痛[20]，腨痛[21]，【足小】趾痹[22]，【爲十】二病。

【注释】

〔1〕是动则病：在《内经》和《难经》均称为"是动病"和"所生病"。历代对这两类病的区别有多种解释：①《难经·二十二难》以"是

"动"为气病，"所生"为血病。②张志聪《黄帝内经灵枢集注》卷二第十以"是动"为"病因于外"，"所生"为"病因于内"。③徐大椿《难经经释·二十二难》注以"是动"为"本经之病"，"所生"为旁及他经的病。④马莳《黄帝内经素问注发微》注认为"是动"是"验该经经穴之动而知其病者"。⑤张介宾《类经》注认为"是动病"即："动言变也，变则变常而为病也。"

〔2〕沖頭：指冲头痛，即逆气上冲而致之头痛。

〔3〕目似脱：形容眼球要脱离出来的感觉。脱义为脱离。《广雅·释诂三》："脱，离也。"

〔4〕项似拔：形容项部肌肉发僵要被拔出的感觉。拔义为牵引，拔除。《广雅·释诂三》"拔，除也。"又有急速、猛烈之义。

〔5〕【□】痛：乙本此处缺字，丙本作"胸痛"。《灵枢·经脉》足太阳脉病候作"脊痛"文。

〔6〕腰：乙本及丙本均作"要"。假字。可参见《足臂十一脉灸经》足太阳脉病候"腰"注。

〔7〕髀：指股部上方的髋关节部。《仪礼》书中髀字，古文皆作脾。《灵枢·经脉》作"髀不可以曲"。

〔8〕運：指活动。运字义为活动，运转。《广雅·释诂》："运，转也。""髀不可以运"的"运"字较之传世《内经》诸本的"回""曲"诸字更能符合髀枢生理功能的含义，故应以此字为正。

〔9〕腘如结：指膝腘部像被固定束缚的感觉。腘即膝腘窝。《类经》卷七，"入腘中"张注："膝后曲处曰腘。"结字有收敛、结聚等义。《礼记·曲礼》："德车结旌。"郑注："结，谓收敛之也。"

〔10〕腨如裂：指小腿部要裂开的感觉。裂字义为破裂、擘裂。《左传·昭公元年》："裂裳帛而与之。"杜注："裂，擘破也。"

〔11〕此爲踝厥：厥字义为逆气上冲。《释名·释疾病》："厥，逆气从下厥起上行入心脉也。"

〔12〕是巨陽之脈主治：甲本与乙本均无"之"字。甲本缺"主治"二字。

〔13〕其所产病："所产病"，《灵枢·经脉》称为"所生病"。按，

"产"与"生"古字音义相同，可通假。

〔14〕頭痛，耳聾，項痛：甲本全缺。

〔15〕【□】彊：甲本缺。乙本作"耳彊"，丙本作"灂彊"。"彊"可假为"强"。"灂"假为"枕"。枕强，即后头颈部肌肉痉挛而引起的强直感觉，与"项强""项似拔"症状基本相同。《素问·骨空论》："头横骨为枕。"

〔16〕疟：乙本讹作"瘧"，疟疾。《类经》张注："（足太阳）经属表，故为疟。"

〔17〕北：甲、乙、丙各本"背"均作"北"，通假。

〔18〕腰痛，尻痛：甲、乙、丙各本"腰"均作"要"。乙本"要"后为"尻"，缺"痛"字。

〔19〕痔：即痔疮，痔漏。《素问·生气通天论》："肠澼为痔。"

〔20〕郄痛：指腘窝部痛。"郄"，甲本、乙本均作"胋"，丙本作"肱"，形近而讹。

〔21〕腨痛：指腓肠（小腿肚）部痛。

〔22〕足小趾痹：《说文·疒部》："痹，湿病也。""痹"及《足臂十一脉灸经》足太阳脉"足小趾废"的"废"字均兼有不仁（感觉迟钝和丧失）与不用（运动障碍与丧失）两种古义。

【译文】

足巨阳脉的"是动病"症状有：周身肿胀，逆气上冲而引起的头痛，眼球发胀好像要脱出来，项部肌肉强直像要被拔出来，脊背疼痛，腰痛好像被折断的感觉，髋关节不能随意屈伸活动，膝腘部好像被固定一样束缚着，小腿部痉挛好像要裂开，这就是踝厥病。以上各种症状均由足巨阳脉主治。

足巨阳脉的"所生病"症状有：头痛，耳聋，后颈痛，后头颈部肌肉强直，疟病，脊背痛，腰痛，臀部痛，痔病，膝腘窝疼痛，小腿肚痛，足小趾麻痹，共12种病。

（二）足少阳脉

1. 经脉循行

少陽眽（脈）[1]：毄（系）於外踝之前廉[2]，上出魚股之【外〔3〕，出脅】〔4〕上，【出目前】〔5〕。

【注释】

〔1〕足少陽脈：甲、乙、丙各本均缺"足"字，"脉"作"眿"。《足臂十一脉灸经》作"足少阳脉"，《灵枢·经脉》作"胆足少阳之脉"。

〔2〕於外踝之前廉："踝"乙本作"腂"，通假。"前廉"在下肢部即前方边缘。

〔3〕上出魚股之外：应指股部前面的股四头肌，屈膝时状如鱼形。

〔4〕出脅上：丙本同。甲本缺"出胁"二字，乙本缺"胁"字。

〔5〕【出耳前】：甲本全缺，帛书乙本、丙本均作"出耳前"。帛书《足臂十一脉灸经》足少阳脉下作"出于项、耳"，《灵枢·经脉》胆足少阳之脉下作"其支者，从耳后入耳中，出走耳前"。又，据《足臂十一脉灸经》是少阳脉止于目外眦，《灵枢·经脉》足少阳脉起于目锐（外）眦，其说不同。录以备考。

【译文】

足少阳脉的循行径路：起于外踝的前侧，向上到达大腿前面的外侧，经过（此处缺一字，系在股部以上，眼部以下的部位名称），向上直达耳的前下方。

2. 经脉病候

是動則病：【心與脅痛】〔1〕，不可以反稷（側）〔2〕，甚則無膏〔3〕，足外反〔4〕，此爲陽【蹶（厥）】〔5〕，是少陽眿（脈）【主】治〔6〕。

其所產【病〔7〕：□□□〔8〕，頭】頸庮（痛）〔9〕，脅庮（痛）〔10〕，瘧，汗出〔11〕，節盡痛〔12〕，脾（髀）【外】廉【痛】〔13〕，魚股痛〔14〕，【膝外廉】痛〔15〕，振寒〔16〕，【足中指】踝〈痹〉〔17〕，爲十二病〔18〕。

【注释】

〔1〕心與脅痛：甲本全缺。《太素》作"心胁痛"。杨注："脉循胸胁，喜太息及心胁皆痛也。"

〔2〕不可以反侧：《尚书中候》："舜至于下稷。"宋注："稷，侧也。"侧字义为倾斜，旁侧。《尚书·洪范》："无反无侧。"马注："倾侧也。"

〔3〕甚则無膏：《灵枢·经脉》作"体无膏泽"，指全身皮肤失去润泽。"无膏"指皮肤粗糙干裂没有油脂。《广雅·释言上》："膏，泽也。"又义为肥肉。

〔4〕足外反：外反，即外翻。《素问·至真要大论》："诸转反戾，水液浑浊，皆属于热。"王注："反戾，筋转也。水液，小便也。"或疑"反"字假为"翻"。

〔5〕此爲陽厥：甲本缺"厥"字，乙本缺"是"字。《太素》卷八，杨注："阳厥，少阳厥也。"

〔6〕是少陽脈主治：甲本缺"脉主"二字。丙本缺"是"及"主治"三字。

〔7〕病：帛书已经残缺，原释文有此字。乙本缺"所产病"三字。

〔8〕【□□□】：前三字甲本、乙本全缺。丙本脱前二字，末一字似为"痛"。

〔9〕頭頸痛：项为后颈部，而足少阳脉循行于侧颈部，故此处当据乙本作"颈"。又，《灵枢·经脉》足少阳脉此文作"头痛，颔痛"。

〔10〕脅痛：乙本缺"痛"字。

〔11〕瘧，汗出：《灵枢·经脉》杨注："汗出振寒，疟等皆寒热痛，是骨之血气所生病也"。

〔12〕節盡痛：乙本缺"痛"字。节尽痛即全身关节疼痛。

〔13〕髀外廉痛：甲本、丙本"髀"均作"脾"。甲本缺"外""痛"二字，乙本缺"髀外"二字，丙本缺"外"字。

〔14〕魚股痛：丙本作"脾（髀）廉痛，鱼股痛"。乙本缺"鱼"字。

〔15〕膝外廉痛：《玉篇·内部》："膝，胫头也。亦作䣛。"

〔16〕振寒：丙本作"晨塞"。"振"与"晨"上古音均文部韵。振寒为形容恶寒战栗之状。

〔17〕足中趾痹：甲本"痹"讹作"踝"。乙本"痹"作"渳"。丙本"痹"作"蹲"。按，上古音"痹"与"渳"均质部韵，"痹"为帮

母，"渜"为滂母，故"渜"假为"痹"。"渜"与"蹄"字形相近，因而辗转致误。

〔18〕爲十二病：甲、乙、丙各本现均存有以上十种病名。其余尚有二病均存"痛"字，但其部位待考。丙本"为十二病"下有"及温"二字。

【译文】

足少阳脉的"是动病"症状有：心痛，侧胸痛，躺着的时候身体不能转动，病重时身体皮肤粗糙失去润泽，足肌痉挛使足部向外翻转，这就是阳厥病。以上各种症状均由足少阳脉主治。

足少阳脉的"所生病"症状有：（此处缺三字，据下方共十二病来看，此处当有一病名），头颈痛，侧胸痛，疟病，出汗，全身关节疼痛，大腿外侧痛，（此处缺一字，系部位名）痛，大腿前面痛，膝外侧痛，恶寒战栗，足中趾麻痹，共十二种病。和温病。

（三）足阳明脉

1. 经脉循行

足陽明（明）眽（脈）[1]：毄（系）於骭骨外廉[2]，循[3] 骭而上，穿膑[4]，出魚股□□□[5]，上穿【乳】[6]，穿頯[7]，【出目外】廉[8]，環【顏】[9]。

【注释】

〔1〕足阳明之脉：甲、乙、丙各本均缺"足"字。甲本"脉"作"眽"，乙本作"脈"。《足臂十一脉灸经》作"足阳明脉"。

〔2〕係於骭骨外廉：甲本缺"系"字。乙本、丙本作"毄"。骭，指胫骨，音 gàn。《说文·骨部》："骭，骹也。"又，"骹，胫也。"

〔3〕循：乙本"循"作"揗"。"循"与"揗"上古音均文部韵。"循"为邪母，"揗"为船母，故"揗"假为"循"。

〔4〕髌：指膝盖。《说文·骨部》："髌，膝端也。"

〔5〕出魚股之外廉：甲本缺"之外廉"三字。乙本缺"股之外廉"四字。丙本缺"廉"字。

〔6〕上穿乳：穿义为穿通，通过。《说文·穴部》："穿，通也。"

〔7〕穿頯：頯为脸的两侧，从眼到下颌部。《说文·页部》："頯，面

旁也。"

〔8〕出目外廉：目外廉指眼外侧外眦部。甲本缺"出目外"三字。

〔9〕環顏：环，围绕，四周。《素问·奇病论》："环脐而痛。"王注："环，谓圆绕如环。"

【译文】

足阳明脉的循行径路：起于小腿部胫骨的外侧，沿着胫骨向上，穿过膝盖部，出于大腿部的外侧，再向上经过乳头（此处当经过颈部，但原文无），上至面颊部，抵达外眼角，而环绕于额部正中。

2. 经脉病候

是動則病[1]：灑灑病寒[2]，喜龍[3]，婁（數）吹（欠）[4]，顏【黑[5]，病穜（腫）[6]】，病【至則惡人與火[7]，聞】木音則憸〈惕〉然驚[8]，心腸（惕）[9]，欲獨閉戶牖而處[10]，病甚則欲【登高而歌[11]，棄】衣【而走[12]，此爲】骭蹶[13]，是陽明（明）眽（脈）主治[14]。

其所產病：顏痛[15]，鼻肌（衄）[16]，領（頷）頸痛[17]，乳痛[18]】，心與肤痛[19]，腹外穜（腫）[20]，陽（腸）痛[21]，膝跳[22]，付（跗）【上踝〈躇〉】[23]，爲十病[24]。

【注释】

〔1〕是動則病：乙本全缺。

〔2〕灑灑病寒：形容畏寒战栗的样子。《太素》《灵枢》均作"洒洒振寒"。杨注："洒洒，恶寒貌，音洗，谓如水洒洗寒也。"

〔3〕善伸：指频频伸腰，疲乏时打呵欠的伸腰动作。"善伸"与下句的"数欠"均系外感风寒引起身体倦怠的症候。《仪礼·士相见礼》："君子欠伸。"郑注："志倦则欠，体倦则伸。"

〔4〕數欠：《说文·欠部》："欠，张口气悟也。"段注："悟，觉也，引申为解散之意……今俗曰呵欠。又欠者，气不足也。"

〔5〕顏黑：《太素》杨注："颜额，阳也。黑，阴也。阴气见额，阳

病也。"

〔6〕病腫：甲本缺。丙本"肿"作"种"。肿与种上古音均章母，东部韵。同音通假。

〔7〕病至则恶人與火：病至即疾病发作。《素问·脉解》："阳明主肉，其脉血气盛，邪客之则热，热甚则恶火。"

〔8〕聞木音则惕然驚：指患者听到木器的声音即惊恐不安。《素问》一书则有两种古注。《素问·脉解》："所谓甚则厥，恶人与火，闻木音则惕然而惊者，阳气与阴气相薄，水火相恶，故惕然而惊也。"《素问·阳明脉解》："阳明者，胃脉也。胃者土也，土恶木也。"按：从以上引文来看，《阳明脉解》篇中对"木音"的解释是以五行学说为依据，但《脉解》篇中并非根据五行学说。

〔9〕心惕：惕，指恐惧，音tì。《汉书·司马迁传》："视徒隶则心惕息。"颜注："惕，惧也。"

〔10〕欲獨閉户牖而處：牖，指窗。音yǒu。《苍颉解诂》："窗，正牖也。所以助明者也。"《太素》卷八"胃"条杨注："阴静而暗，阳动而明；今阴气加阳，故欲闭户独处也。"

〔11〕病甚则欲乘高而歌：《素问·脉解》"甚"作"至"。"乘"，《灵枢·经脉》、《太素》卷八、《针灸甲乙经》卷二作"上"，《素问·阳明脉解》《针灸甲乙经》卷七作"登"，与"乘"意同。

〔12〕棄衣而走：《素问·阳明脉解》："热盛于身，故弃衣欲走也。"

〔13〕此爲骭厥：甲本缺"此为"二字。乙本及丙本"厥"均作"蹷"，通假。

〔14〕是陽明脈主治：乙本缺"阳明脉"三字。

〔15〕顔痛：乙本"痛"作"甬"，颜即额部正中。

〔16〕鼻鼽：甲、乙、丙各本"鼽"均作"肌"。

〔17〕頷頸痛：颔，指颐部。《方言》卷十："颔、颐，颌也。"颈即项前部。《太素》卷八杨注："颈，项前也。"

〔18〕乳痛：甲本缺。

〔19〕心與胑痛：指心痛、胑痛，共二病。

〔20〕腹外腫：《太素》卷八杨注："阳明一道行于腹外，一道行于腹

内。腹内水谷通行，故少为肿；腹外卫气数壅，故腹外多肿也。"按"腹外肿"义同腹肿。

〔21〕腸痛：甲本"肠"作"阳"。肠痛一称不见《内经》以后医籍，应与腹痛同义。

〔22〕膝跳：《说文·足部》："跳，蹶也。"又："蹶，僵也。"膝跳应指膝关节强直。

〔23〕跗上痹：跗，其义为脚背。《仪礼·士丧礼》："结于跗连絇。"郑注："跗，足上也。""跗上痹"即在足背以上患痹。

〔24〕爲十病："病"，帛书尚残存右上部分笔画。"为十病"，与上文所举"其所产病"数正相合。丙本作"为十二病"，与帛书甲、乙本相较，所举"所产病"多出"脊痛"一种。按丙本简48系本篇末总结简，谓"七十七病"与帛书所记正合，可知丙本简26"为十二病"之"二"及"脊痛"应该是衍文。足阳明脉所生病的实际病数只有十种（包括心痛与胠痛二病在内）。

【译文】

足阳明脉的"是动病"症状有：全身战栗怕冷，常常伸懒腰和打呵欠，额部色黑暗淡，体肤浮肿，疾病发作时喜欢静寂，不愿见到人和火光，听到敲击木器所发出的声音就要引起突然惊恐，心跳不安，喜欢独自一人关闭门窗留在屋里。疾病加重时出现精神狂躁不安现象，想要上到高处去呼喊唱歌，或脱掉衣服乱跑，这就是骭厥病。以上各种症状均由足阳明脉主治。

足阳明脉的"所生病"症状有：额部痛，流鼻涕，颔（颐）部和颈部疼痛，乳房疼痛，心痛和侧胸部痛，腹部肿胀，肚肠痛，膝关节强直，足背部以上麻木，共十种病。

（二）阴

1. 足太阴脉

（1）经脉循行

足大（太）陰眽（脉）[1]：是胃眽（脉）殴（也）[2,3]。彼（被）胃[4]，下出魚股陰下廉[5]，腨上廉[6]，出內踝之上廉。

【注释】

〔1〕足太陰脉：《足臂十一脉灸经》作"足太阴脉"。《灵枢·经脉》作"脾足太阴之脉"。甲、乙、丙各本均缺"足"字，今据补。

〔2〕也：甲本、丙本均作"殹"，系"也"字古写。《古文苑·石鼓文》之五："马口流水汧殹。"章樵注："殹，即也字。"

〔3〕是胃脉也：《内经》足太阴为脾脉，而此书记为胃脉，其说不同。

〔4〕被胃："被"字之义为被覆，覆盖。《楚辞·招魂》："皋兰被径兮。"王注："被，复也。"

〔5〕下出魚股陰下廉："鱼股"，即股部。"阴"指内侧。《灵枢·经脉》作"阴股"。

〔6〕出内踝之上廉：甲本缺"内"字。乙本"踝"作"果"，"果"假为"踝"。

【译文】

足太阴脉，也就是胃脉。它的循行径路：从胃的部位开始，向下经过大腿内侧的后方，再沿着小腿肚的前缘，到达足内踝的前面。

（2）经脉病候

是動則病：上【當】走心[1]，使複（腹）張（脹）[2]，善噫[3]，食【則】欲歐（嘔）[4]，得後與氣則怢然衰[5]，是鉅陰眽（脈）主治[6]。

其所【產病】[7]：□□，心煩[8]，死；心痈（痛）與複（腹）張（脹）[9]，死；不能食[10]，不臥[11]，強吹（欠）[12]，三者同則死；唐（溏）泄[13]，死；【水與】閉同則死[14]，爲十病[15]。

【注释】

〔1〕上走心：疑指逆气冲心。《素问·骨空论》："督脉生病，从少腹上冲心而痛，不得前后为冲疝。"

〔2〕腹胀：《素问·脉解》足太阴脉病候作"病胀"。其古注原文云：

"太阴所谓病胀者，太阴子也。十一月万物皆藏于中，故曰病胀。"

〔3〕善噫："噫"即噫气，系人因胸膈气闷壅塞而忽然疏通所出之气。《素问·脉解》："所谓上走心为噫者，阴盛而上走于阳明，阳明络心，故曰上走心为噫也。"

〔4〕食则欲呕：甲本、乙本"呕"均作"欧"。"呕"与"欧"上古音均影母，侯部韵，同音通假。《素问·脉解》："所谓食则呕者，物盛满而上溢，故呕也。"

〔5〕得後與氣則快然衰：《太素》作："得后出余气则快然如衰。""后"字义为排便。"气"字义为出虚恭。

〔6〕是巨陰脈主治：马继兴（1992：249）：《足臂十一脉灸经》作"足泰阴脉"，《灵枢·经脉》作"脾足太阴之脉"。甲本"太"作"钜"，乙本作"巨"，又缺"脉主治"三字。丙本"太"作"泰"。

〔7〕其所产病："产病"二字帛书残缺，"产"当在第 21/55 行末尾，而"病"在第 22/56 行起首，原释文将此二字均补在第 21/55 行末尾，不确。

〔8〕心煩：《灵枢·经脉》、《太素》卷八均作"烦心"。杨注："脾脉注心中，故脾生病烦心。"张介宾注："太阴脉支者上膈，注心中，故为烦心。"

〔9〕腹脹：甲本"腹"作"复"，乙本"痛"作"甬"。甲、乙、丙各本"胀"均作"张"，假借。

〔10〕不能食：乙本缺"能"字。《灵枢·经脉》足太阴脉病候作"食不下"（《太素》卷八，《甲乙》卷二，第一同）。

〔11〕不【□】臥："不"下一字已涂去，丙本及《灵枢·经脉》《太素》《甲乙经》均作"不能卧"，乙本作"不卧"。《太素》杨注："脾胃中热，故不得卧。"

〔12〕強欠：指呃逆。《太素》杨注："将欠不得欠，名曰强欠。"按：欠的本义是在人体疲倦时张口出气。本条所说的强欠，应指不由自主地喘气，或呃逆之症。

〔13〕溏泄：《灵枢·经脉》、《太素》卷八，《甲乙经》卷二，第一均作"溏瘕泄"。杨上善注："溏，食消利也。瘕，食不消而为积病也；泄，

食不消，食泄也。"

〔14〕水與閉同則死："水"指水病，即全身性浮肿。《灵枢·水胀》："水始起也。目窠上微肿，如新卧起之状，其颈脉动……以手按其腹，随手而起，如裹水之状，此其候也。""闭"指癃闭，即小便不通。

〔15〕爲十病：指上记的【□】独，心烦，心痛，腹胀，不能食，不能卧，强欠，溏泄，水，闭十病。

【译文】

足太阴脉的"是动病"症状有：逆气冲心，腹内胀满，经常发出暖气，每逢吃东西以后就要引起呕吐，只有在大便或出虚恭（放屁）后腹内才感觉轻快舒适。以上各种症状均由足太阴脉主治。

足太阴脉的"所生病"症状有：（此处缺二字，病名不详）并兼有心烦的，是将要死亡的征象；心痛并兼有腹胀的，是将要死亡的征象；患者吃不下东西又不能睡眠，同时兼有不由自主地喘气三种症状时，是将要死亡的征象；如果同时出现全身水肿并兼有小便不通两种症状时，也是将要死亡的征象。以上共十种病。

2. 足厥阴脉

（1）经脉循行

　　足厥陰眽（脉）[1]：毄（系）於足大指蕺（叢）毛之上[2]，乘足【跗上廉】[3]，去內踝（踝）一寸[4]，上踝（踝）五寸[5]而【出大（太）陰之後】[6]，上出魚股內廉[7]，觸少腹[8]，大漬（眥）[9]旁。

【注释】

〔1〕足厥陰脈：《足臂十一脉灸经》作"足厥阴脉"。《灵枢·经脉》作"肝足厥阴之脉"。本书甲本及丙本在此处脉的排列次序是：先厥阴脉，后少阴脉。乙本则是先少阴脉，后厥阴脉。

〔2〕係於足大指叢毛之上：甲、乙、丙各本"系"均作"毄"，"趾"均作"指"。甲本、乙本"丛"均作"蕺"。"蕺"（zōu，邹）即古"丛"字异写，其义亦同。考"丛"与"叢"通。《集韵·平·东》："《说文》：'草丛生貌。'或作蕺、蕀。"此处的"丛毛"指足趾第一节背部汗毛丛生

的部位。

〔3〕乘足跗上廉：甲本缺"跗上廉"三字，乙本"跗"作"胕"，丙本作"柎"。"跗"与"胕""柎"上古音均帮母，侯部韵，同音通假。乘字义为上行。

〔4〕去内踝一寸：丙本缺"踝一寸"三字。甲本、乙本"踝"均作"腂"，通假。

〔5〕上踝五寸：丙本全缺。甲本缺"踝"字。"五寸"，帛书《足臂十一脉灸经》《灵枢·经脉》作"八寸"。

〔6〕交出太陰之後：甲本、丙本全缺。乙本缺"之"字。两本均无"交"字，今据《灵枢·经脉》足厥阴脉："交出太阴之后"文补。

〔7〕上出魚股内廉：甲本、乙本同。丙本缺。

〔8〕觸少腹：帛书乙本同，《太素》卷八、《脉经》卷六、《铜人针灸腧穴图经》卷一及《经脉》篇均作"抵少腹"。甲、乙、丙各本"穿"均作"触"。"穿"字义为穿行。《说文·穴部》："穿，通也。"而"触"为抵触，抵达。《说文·角部》："触，抵也。"又义为接触。《庄子·养生主》："手之所触。"此足厥阴脉循行在腹部并未中止，故应以"穿"字为正。作"抵小腹"。

〔9〕大眦：指内眼角。甲本"眦"作"渍"，通假。乙本"眦"作"资"，为同源字，上古音属从精旁纽，支脂通转。丙本"大眦"作"夹绲"，乃形近致讹。大眦即内眼角。《医宗金鉴》卷八十："目内眦，又名大眦也。"

【译文】

足厥阴脉的循行径路：起始于足大趾背侧生长汗毛处的上方，通过足背部的上方，在距离足内踝前方一寸的地方上行，在内踝上方五寸的地方和足太阴脉交叉而走行到足太阴的后方，向上经过股部内侧，进入小腹部（此脉由此再向上的径路，包括经过胸部、颈部、面部等处，本文中均未记），直达内眼角的旁边。

（2）经脉病候

是勳（動）则【病[1]：丈】夫则【隤（癀）山

（疝）[2]，婦人則少腹種（腫）[3]，要（腰）痛[4]】不可以印（仰），甚則嗌幹[5]，面疕[6]，是厥眽（脈）主治[7]。

【其】所產病：熱中[8]，【降（癃）[9]，膭（癲）[10]，扁（偏）山（疝）[11]，為五病[12]。】有而心煩[13]，死，勿治殹（也）[14]。有陽眽（脈）與之俱病[15]，可治殹（也）。

【注释】

〔1〕是動則病：甲本缺“病”字。

〔2〕丈夫則癲疝：“丈夫”，泛指成年男子。《春秋谷梁传·文公十二年》：“男子二十而冠，冠而到丈夫。”甲本、乙本“癲”作“膭”。《释名·释疾病》：“阴肿曰膭。气下膭也。”“疝”指疝气病。《说文·疒部》：“疝，肠痛也。”

〔3〕婦人則少腹腫：甲本全缺。丙本“肿”作“种”，通假。《灵枢·经脉》无“则”字。《素问·脉解》：“厥阴所谓癲疝，妇人少腹肿者，厥阴辰也，三月阳中之阴，邪在中，故曰癲疝少腹肿也。”

〔4〕腰痛，不可以仰：《太素》卷八经脉病解，足厥阴脉病候：“所谓腰脊痛不可以俛仰者，三月一振荣华，而万物一俛而不仰也。”杨上善注：“振，动也。三月三阳合动而为春，万物荣华，低枝垂叶，俛而不仰，故邪因客厥阴，腰脊痛，俛不仰也。”

〔5〕甚則嗌干：“嗌”即咽部。《说文·口部》：“嗌，咽也。”段注：“嗌者，扼也，扼要之处也。”古书中也泛指咽喉。

〔6〕面疕：甲本、乙本均作“面疕”，丙本作“面骊”。《太素》卷八作面尘，杨注解释为“面尘色”；《灵枢·经脉》则作“面尘脱色”。“疕”字义为毛病。《说文·疒部》：“疕，病也。”

〔7〕是厥陰脈主治：丙本“厥”作“麚”。

〔8〕熱中：即中热。《素问·风论》：“风之伤人也，或为寒热，或为热中，或为寒中……”《灵枢·五邪》：“阳气有余，阴气不足则热中善饥。”

〔9〕癃：甲本缺。乙本作“降”。丙本作“瘁”。《正字通》：“瘁，癃字之讹。”《甲乙经》作“癃闭”。《太素》卷八作“闭癃”。

〔10〕癲：即癲疝，后世医书中曾有不同的描述。如金·张子和《儒

门事亲》"七疝病形"条记癫疝之形即："阴囊肿缒，如升如斗。"是指阴囊肿大一类病症。此处所记的"癫"病，其症状应属此类疾病。

〔11〕偏疝：甲本缺，乙本、丙本均作"扁山"，属疝病之列，为不见于《黄帝内经》的古病名之一。

〔12〕爲五病：此处称"所产病"数为五病，但所列举仅四病，或有脱漏。据《素问·脉解》足厥阴病候："厥阴……所谓'癫，瘕，疝，肤胀'者……"，则所缺之病似爲"肤胀"二字，今录以待续考。

〔13〕五病有而心煩：丙本同。甲本缺"五病"二字，乙本缺"五""而"二字，"心烦"作"烦心"。

〔14〕勿治也：甲本、丙本"殹"均作"殹"，为"也"字古写。

〔15〕有陽脈與之俱病：丙本同。甲本缺"俱"字。乙本缺"之"字。丙本缺"脉"字。

【译文】

足厥阴脉的"是动病"症状有：男子患癫疝，女子患小腹部肿胀，还有剧烈的腰痛，使腰部不能自由俯仰活动。病势重的呈现咽喉发干，面色憔悴灰暗没有光泽。以上症状均由足厥阴脉主治。

足厥阴脉的"所生病"症状有：热中病、癃闭病、癫疝病、偏疝病和□□病，以上共五种病。如果这五种病同时兼有，并且见心烦症状的，是死亡的征象，已经无法治疗。若是同时兼有阳脉症状的，还可以救治。

3. 足少阴脉

（1）经脉循行

　　足少陰眽（脉）[1]：毄（系）於內踝（踝）外廉[2]，穿腨，出胳（郄）【中】央[3]，上穿脊之廉[4]，毄（系）於腎（肾）[5]，夾（挾）舌[6]。

【注释】

〔1〕足少陰脈：甲、乙、丙各本均缺"足"字。《足臂十一脉灸经》作"足少阴脉"。《灵枢·经脉》作"肾足少阴之脉"。

〔2〕系於内踝外廉：甲、乙本"踝"作"腂"。"踝"与"腂"上古音均歌部韵。"踝"为匣母纽，"腂"字从肉，果声，为见母纽。故"腂"

假为"踝"。

〔3〕出郄中央：乙本全缺。甲本、丙本"郄"作"脞"。甲本又缺"中"字。

〔4〕上穿脊之内廉：乙本全缺。甲本缺"内"字。丙本"脊"作"责"，形近致讹。

〔5〕係於肾：乙本全缺。丙本"肾"作"臀"。按，肾与臀为同源字，音形均近而致讹。

〔6〕挟舌本：乙本全缺。甲本、丙本"挟"均作"夹"。又，甲本、乙本均缺"本"字。

【译文】

足少阴的循行径路：起于内踝的后侧，进入小腿肚，再由膝腘窝里出来，上穿脊柱的内侧。然后再和肾脏相连接，再上行到头部，止于舌根部的左右两侧。

（2）经脉病候

【是動則病】[1]：怕＝（喝喝）如喘[2]，坐而起則目瞙（䁾）如毋見[3]，心如縣（懸）[4]，病飢[5]，氣【不】足，善怒[6]，心腸〈惕〉，恐【人將捕之】[7]，不欲食，面黔若（炲）色[8]，欬則有血[9]，此爲骨蹶（厥）[10]，是少陰眽（脈）主【治】[11]。

其所產【病[12]：口热[13]】64，舌坼（拆）[14]，嗌幹，上氣，饐（噎）[15]，嗌中痛（痛），癉[16]，耆（嗜）臥，欬，音（瘖）[17]，爲十病。

【少】陰之眽（脈）[18]，【灸則強食，產肉[19]，緩帶】[20]，皮（被）（髮）[21]，大丈（杖）[22]，重履而步[23]，久（灸）幾息則病巳（已）矣[24]。

【注释】

〔1〕是動則病：甲本、乙本均全缺。丙本"則"作"即"，形近致讹。

〔2〕怆：（喝喝）如喘：马王堆汉墓帛书整理小组：将"悒悒"读为"喝喝"。"如"，此处用法与"而"字同。《灵枢·经脉》作"喝喝而喘"。马继兴甲本作"怆怆如喘"。

〔3〕坐而起则目䀮如毋见：丙本"䀮"作"䀮"。"䀮（mò）"字义与"䀮（huāng）"相同。《玉篇·目部》："䀮，目不明。"

〔4〕心如悬：甲本、丙本"悬"均作"县"。《晋书·音义上》："县本作悬。""悬"字义为悬挂。"心如悬"指胸中有提心吊胆的空虚感。

〔5〕病饥：《灵枢·经脉》及《甲乙经》均作"若饥状"。《灵枢》、《甲乙》、《太素》又有："病饥不欲食"。杨注："少阴脉病，阴气有余，不能消食，故饥不能食也。"

〔6〕氣不足，善怒：《太素》作"气不足则善恐"。杨注："肾主恐惧，足少阴脉气不足，故喜恐，心怵惕。"

〔7〕心惕惕恐人将捕之："惕惕"义为恐惧。《国语·周语》："夫见乱而不惕，所残必多。"韦注："惕惕，恐惧也。"

〔8〕面黯若炪色：形容面色暗黑如烛灭后的焦炭状。甲本、乙本"黯"均作"黔"字。丙本作"黯"。《说文·黑部》："黯，深黑也。""炪"，音 xiè，义为蜡烛燃成灰烬。

〔9〕欬则有血：《太素》作"欬唾则有血"。杨注："唾为肾液，少阴入肺，故少阴病热，欬而唾血。"

〔10〕此爲骨厥：乙本缺"骨厥"二字。甲本、丙本"厥"作"躄"。

〔11〕是少陰脉主治：甲本缺"阴"及"治"二字。乙本缺"是少"二字。

〔12〕其所产病：甲本缺"所产病"三字。乙本缺"产病"二字。

〔13〕口热：丙本同。甲本、乙本均缺。

〔14〕舌坼：乙本缺。"坼"，音 chè，义为裂开。《淮南子·本经训》："天旱地坼。"高注："坼，燥裂也。"

〔15〕噎：《说文·口部》："噎，饭窒也。"噎膈在《内经》中也称为膈塞。《灵枢·四时气》："饮食不下，膈塞不通，邪在胃脘。"

〔16〕瘅：甲本、丙本"疸"均作"瘅"，乙本作"单"，上古音

"疸"与"单"均端母,元部韵,同音通假。"瘅"为定母,元部韵,故"瘅"假为"疸",秦汉以前古籍中"疸"与"瘅"本为二字。"疸"字义为黄病,《说文·疒部》:"疸,黄病也。"而"瘅"字义为劳病,《说文·疒部》:"瘅,劳病也。"

〔17〕瘖:甲、乙、丙各本均作"音"。"瘖"即哑病。《素问·奇病论》:"少阴之脉贯肾,系舌本,故不能言。"

〔18〕少陰之脈:乙本缺"少"字。

〔19〕灸则强食,产肉:甲、乙、丙各本"灸"均作"久","生"均作"产",通假。《太素》卷八"生肉"作"生食"。《灵枢·经脉》作"生肉"。"肉",俗写作"宊"或"宍",《甲乙经》卷二,第一亦作"生肉"。产肉,即生肉,产生肌肉。"产肉""生肉"均指未经烹煮熟的肉食而言。

〔20〕缓带:《甲乙》卷二第一、《太素》卷八、《灵枢·经脉》亦作"缓带",使衣着轻便、腰束弛缓之义。

〔21〕被髮:甲本"被"作"皮",乙、丙本作"被"。乙本"被发"二字在下句"大杖"之后。《太素》杨注:"足太阳脉,从顶下腰至脚。今灸肾病,须开顶被发,阳气上通,火气宣流。"

〔22〕大杖:甲本、丙本"杖"均作"丈"。《太素》杨注:"足太阳脉,循于肩膊,下络于肾,今疗肾病可策大杖而行,牵引肩膊,火气通统。"

〔23〕重履而步:丙本"履"作"屦",二字古义相同。《说文·履部》:"屦,履也。"

〔24〕灸幾息则病已矣:指对于上述各病经过多次(或若干次)灸治后即可痊愈。几息,丙本作"几息",乙本作"希息"。甲、乙、丙本"熄"均作"息"。"熄"字义为火灭。《说文·火部》:"熄,……亦曰灭火。"

【译文】

　　足少阴脉的"是动病"症状有:心中忧郁而情绪烦乱,每当坐着刚站起来的时候就突然感觉眼花缭乱,像什么也看不见一样,心脏像在空中被悬挂起来,常有饥饿感,气力衰弱,易生怒气,有恐惧感,害怕有人要捕捉他，不想吃东西，脸上的颜色黑而暗淡如蜡烛熄灭后的炭色，咳嗽带有血液，这就是骨厥病。以上各种症状均由足少阴脉主治。

足少阴脉的"所生病"症状有：口中热，舌面燥裂，咽喉发干，喘逆上气，噎膈，咽喉疼痛，黄疸，精神倦怠，喜欢睡觉，咳嗽，声哑难言，共十种病。

足少阴脉所呈现的各种疾病症状在用灸法治疗时，应当尽量吃一些生的肉食，还要松开身上的衣带，披散着头发，不要加以拘束，常常扶着大的手杖，穿着加重的鞋子去散步，按照这样的配合饮食起居的调摄方法，经过一段时间的灸疗，疾病就可以治愈。

二、《阴阳十一脉灸经》（乙本）

《阴阳十一脉灸经》乙本与《却谷食气》和《导引图》抄在一幅高约50厘米、长约140厘米的帛上，现装裱成一幅卷轴保存。前段为《却谷食气》和《阴阳十一脉灸经》乙本，后段为《导引图》。《却谷食气》末了，紧接着抄录《阴阳十一脉灸经》乙本，两书笔迹一致，中间不另分行，且相接处有缺损，见不到区分标识，故易误为一种帛书。

《阴阳十一脉灸经》乙本仅存18行，中间残缺较多，但首尾较完整。叙述十一脉的顺序亦为先阳脉，后阴脉，即足巨（太）阳脉、足少阳脉、足阳明脉、肩脉、耳脉、齿脉、足巨（太）阴脉、足少阴脉、足厥阴脉、臂巨（太）阴脉、臂少阴脉。脉名可作分段的标识，此外别无篇名。内容与《阴阳十一脉灸经》甲本基本一致，缺文可以相互对照，有助于还原《阴阳十一脉灸经》的原貌和原义。马王堆帛书整理小组根据内容将其定名为《阴阳十一脉灸经》乙本，后世学者研究主要围绕《阴阳十一脉灸经》甲本开展，乙本的相关研究主要参照甲本。

（一）阳

1. 足巨阳脉

（1）经脉循行

【足】巨阳脉[1]，潼（踵）[2] 外踝（踝）)[3] 娄中，出郄中，上穿跟（臀）[4]，胅（厥）[5] 中，夾（侠）脊，出於项，【上】头角，下颜，夾（侠）𩠐，𦟼（系）[6] 目内廉。

【注释】

〔1〕足巨陽脈：本书开端缺损，此据后文"是巨阳脉主治"补入。巨，同太或泰，又如"臂巨阴脉"即"臂太阴脉"。甲本作巨，音义皆通巨。《礼记·三年问》："创巨者其日久，病甚者其愈迟。"又脉，甲本作"眽"，今通作"脉"。

〔2〕潼：指脚后跟。甲本作"踵"，乙本作"潼"。"踵"与"潼"均上古音东部韵。踵为章母，潼为定母，均舌音，故潼假为踵。

〔3〕腜：甲本作"踝"。腜字从肉，果声。"腜"与"踝"均上古歌部韵，故腜假为踝。

〔4〕跡：甲本作"臀"。《考工记·桌氏》"其臀一寸"，故书作脣，可证。

〔5〕猒：甲本作"厌"。"厌中"即是指髀厌，系相当股骨之大转子部。

〔6〕毄：甲本作"系"，乙本、丙本作"毄"。

（2）经脉病候

是僮（動）〔1〕则病：潼（腫），頭【痛】，□□□□【脊】痛，要（腰）以（似）折，脾（髀）不可以運，【䐃如結，是爲踝】厥〔2〕，是巨陽脈主治。

其所產病：頭痛，耳聾，項痛，耳彊〔3〕，瘧（瘧），北（背）痛，要（腰）尻【痛】，時（痔），浴（郤）痛，腨痛，足小指【痺】，爲【十二病】。

【注释】

〔1〕僮：甲本作"动"。"是动则病"和"其所产病"是两类疾病，其解释有多种，可参考《阴阳十一脉灸经》（甲本）注。

〔2〕䐃如结，是为踝厥：《灵枢·经脉》作："䐃如结，踹如裂，是为踝厥。"甲本补阙后为："䐃如结，腨如裂，此为踝厥。"故疑乙本"䐃如结"后当补入"腨（踹）如裂"三字。

〔3〕耳彊：甲本缺。乙本作"耳彊"，丙本作"灗彊"。"彊"可假为"强"。二字上古音均群母，阳部韵，同音通假。可参考《阴阳十一脉灸

经》（甲本）注。

2. 足少阳脉

（1）经脉循行

　　　　【少陽】脈：軼（系）於外腜（踝）之前廉[1]，出【魚股之】外[2]，出【脅】上[3]，出目前[4]。

【注释】

〔1〕腜（踝）：查帛书图版，原字从"肉"，释文宜为腜（踝），系抄写或排印之误。

〔2〕出【魚股之】外：甲本缺"外"，乙本缺"鱼股之"。鱼股即大腿前面的肌肉，状如鱼形。

〔3〕出【□】上：丙本为"出胁上"，甲本缺"出胁"，乙本缺"胁"。

〔4〕出目前：甲本全缺。丙本作"出耳前"。目前，指眼的下方。耳前指耳的前方。又据《足臂十一脉灸经》足少阳脉止于目外眦，《灵枢·经脉》足少阳脉起于目锐（外）眦，其说不同，录以备考。

（2）经脉病候

　　　　是動則病：心與脅痛，不可以反則（側）[1]，甚則無膏，足外【反[2]，此】爲陽厥，是少陽脈主治。

　　　　其【所产病：头痛，项痛】，頭頸痛，脅【痛】[3]，虐（瘧），汗出，節盡【痛[4]，髀外】廉痛，【□痛】，股痛[5]，膝外【廉】痛[6]，振寒，足中指泮（痹），爲十二病。

【注释】

〔1〕心與脅痛，不可以反則（側）："心与胁痛"甲本全缺。指胸胁部疼痛。"則"甲本作"稷"，均通侧。关于则的多种解读，可参考《阴阳十一脉灸经》（甲本）注。

〔2〕足外反：乙本缺"反"字。

〔3〕痛：此字帛书抄脱，据甲本补入。

〔4〕節盡痛：乙本缺"痛"字。指全身关节疼痛。

〔5〕股痛：甲本作"鱼股痛"。查乙本帛书图版，疑"股"字前有缺损。

〔6〕廉：此字原帛书所无，帛书整理小组补入。甲本此处缺损，《灵枢·经脉》相应处作："胸胁肋髀膝外至胫绝骨外踝前及诸节皆痛。"故疑此"廉"字或无须补。

3. 足阳明脉

（1）经脉循行

　　陽明（明）脈（脉），毄（系）骭骨外廉，掮〈循〉骭骨而上[1]，穿賓（髕），出魚【股】□□□□，【穿】乳，穿頰，出目外廉[2]，環顏□。

【注释】

〔1〕掮（循）骭：甲本作"循"，乙本"循"作"掮"。"循"与"掮"上古音均文部韵。"循"为邪母，"掮"为船母，故"掮"假"循"。

〔2〕出目外廉：甲本缺"出目外"三字。即指眼外侧外眦部。

（2）经脉病候

　　【是動則病：灑灑】病寒，喜信（伸）[1]，數吹（欠），顏黑，病腫，病至則亞（惡）人與火[2]，聞木音則易（惕）然驚[3]，欲獨閉戶牖而處，病甚【則，欲登高】而歌[4]，棄衣而走，此爲骭厥[5]，是【陽明脈】主治。

　　其所產病：顏甬（痛），鼻肕（衄），領〈頷〉頸甬（痛），乳甬（痛），心與肤痛，腹外腫[6]，腸甬（痛）[7]，膝足臂（痿）湒（痹）[8]，爲十病。

【注释】

〔1〕信（伸）：一说为伸腰的意思。一说通"呻"，谓因病呻吟，参《导引图》题记第十六注。

〔2〕病至則亞（惡）人與火：甲本全缺，乙本"恶"作"亚"。病至，指疾病发作。《素问·脉解》："阳明主肉，其脉血气盛，邪客之则热，

热甚则恶火。"

〔3〕驚：甲本此字后尚有"心肠（惕）"二字。

〔4〕病甚则欲登高而歌：甲本缺"病甚"及"登高而歌"六字，乙本缺"则欲登高"四字。

〔5〕厥：甲本作"蹶"，通厥。

〔6〕腫：甲本作"穜"，通肿。

〔7〕腸：甲本作"阳"，通肠。

〔8〕膝足筲（痿）潹（痹）：甲本作："膝跳，付（跗）□□。"

（二）阴

1. 足巨阴脉

（1）经脉循行

【巨陰】脈（脉）[1]：是胃（胃）脈也。被胃[2]，出魚股陰下廉，腨上廉，出內果（踝）之上廉[3]。

【注释】

〔1〕巨陰：据后文"是巨阴"等补，甲本作："太阴。"脉：原帛书阳脉此字后有"●"标识，阴脉无此标识，故加"："号。

〔2〕被胃：甲本"被"作"彼"，"彼"通假为"被"。

〔3〕出内果（踝）之上廉：甲本缺"内"字。乙本"踝"作"果"。

（2）经脉病候

是動則病：上當走心，使腹張（脹），善意（噫）[1]，食則欲歐（嘔）[2]，【得後】與氣則逢然衰[3]，是巨陰【脈主治。其所產病】：□□，心煩，死；心甬（痛）與腹張（脹），死；不食，不臥[4]，強吹（欠），三者同則死；唐（溏）泄，死；水與閉同則死，爲十病[5]。

【注释】

〔1〕善意（噫）：乙本"噫"作"意"，通假。"噫"即噫气，系人因胸膈气闷壅塞而忽然疏通所出之气。

〔2〕食則欲歐（嘔）：甲本作："食欲欧（呕）。"

〔3〕逢然衰：甲本作："怢然衰。"《灵枢·经脉》作："快然如衰。"怢然为快然之误。逢然，应读成蓬然，意义当如"快然"。

〔4〕不食，不卧：甲本作："不能食，不能卧。"

〔5〕、十病：□□，心烦，心痛，腹胀，不能食，不能卧，强欠，溏泻，水及闭为十病。

2. 足少阴脉

（1）经脉循行

少陰脈（脉），毄（系）於內髁（踝）外廉，穿腨，出【中央[1]，上穿脊之内廉[2]，系於腎，挾舌。】

【注释】

〔1〕出中央：甲本出字后有"胎（郄）"字，此处或当补入。

〔2〕上穿脊之□廉：乙本全缺。甲本缺"内"字。

（2）经脉病候

是動則病：【喝喝如喘】[1]，坐而起則目芒然無見，心如絕[2]，病飢，氣不足，善怒，心易（惕），恐人將捕之，不欲食，面黔如炪色[3]；欬【則】有血[4]，此爲【骨厥[5]，是少】陰之脈主治。

其所【産病：口热，舌圻[6]，嗌乾，上氣，噎】□□□嗌中甬（痛）[7]，單（癉），耆（嗜）臥，欬，音（瘖），爲十病。

少陰之脈[8]，久（灸）則強食産肉；【緩帶】，大杖，被髮[9]，重履而步，久（灸）希息則病已矣[10]。

【注释】

〔1〕喝喝：甲本作"怮怮"，此据《灵枢·经脉》补。

〔2〕目芒然無見，心如绝：甲本作："目瞙如毋见，心如县（悬）。"

〔3〕炪：甲本作："炴"。

〔4〕欬【則】有血：乙本缺"則"。

〔5〕骨厥：乙本缺"骨厥"，甲本、丙本均有。"厥"通"瘚"。

〔6〕舌坼：乙本缺，甲本、丙本"坼"，即指舌燥裂的意思。

〔7〕噎□□□嗌中甬（痛）：甲本"噎""嗌"间无阙文位置。帛书整理小组云：自"其所产病"以下，较甲本多二字，嗌上二字并非气、噎，故试补如上。

〔8〕少陰之脈：原书此句上空二字，今按甲本分段。

〔9〕大杖，被髪：甲本作："皮发，大杖"。

〔10〕希息：甲本作："几息"。

3. 足厥阴脉

（1）经脉循行

厥陰脈（脉）：毄（系）於足大指叢（叢）毛上，乘足骭（跗）上廉，去内踝（踝）一寸，上踝（踝）五寸【而】出於大（太）陰【之】後，上出魚₁₄股內廉，觸少腹，大資（眥）旁。

（2）经脉病候

是動則病：丈夫則隤（癩）山（疝），婦人則少腹腫，要（腰）甬（痛）不可以印（_仰），甚則嗌幹，面疵，是厥陰之脈主治[1]。

其所產病：熱中，降（癃），隤（癩），扁（偏）山（疝），□□病，病有煩心[2]，死，勿治也；有陽脈與俱病，可治也。

【注释】

〔1〕厥陰之脈：甲本作："厥阴脉"。

〔2〕病，病有煩心：甲本作："有而心烦"。

第三节 《脉法》原文与注释

作为晚周秦汉时期的医学文献，《脉法》反映了该时期医学发展的实际情况，也为该时期医学发展的历史提供了十分宝贵的资料。全文约三百余字。在马王堆帛书医书资料的搜集中，研究者们对《足臂十一脉灸经》《阴阳十一脉灸经》和《五十二病方》的研究较多，而《阴阳十一脉灸经》甲本、《脉法》、《阴阳脉死候》三篇紧连着书写，《脉法》出土时已严重残损，将近一半的文字都无法辨认，所以研究者并不多。

马王堆帛医书出土后，研究者们根据原件以及照片进行了整理与释读，其结果就是出现了不同版本的释文。周一谋、萧佐桃编著的《马王堆医书考注》（以下简称《考注》），是对马王堆出土的所有医书进行研究，包括提要、释文、考注和按语。其中《脉法》这篇释文是根据文物出版社出版的《马王堆汉墓帛书》（以下简称《帛书》）进行校释，从文字到标点都不改动。但是《帛书》是竖排的，而《考注》是横排。另外，《考注》中的释文作者尽可能地使用了通行字体。以下是《考注》中关于"脉法"的原文与考注。

以眽（脉）法明（明）教下，眽（脉）亦聽（聖）人之所貴殹（也）。氣殹（也）者，到〈利〉下一□□□□□□□□□□。聽（聖）人寒頭而煖（暖）足。治病者取有餘而益不足殹（也）[1]。□上而不下[2]，□□□□□過之□當環而久（灸）之。病甚，陽上於環二寸而益爲一久（灸）。氣出朕（郄）[3]與肘，□一久（灸）而□。用砭（砭）[4]啓眽（脉）者必如式。雍（癰）種（腫）有膿（膿），則稱其小大而【爲】之【砭（砭）】。【砭】有四害：膿（膿）深【而】砭（砭）轗（淺），謂上〈之〉不遝[5]，一害；膿（膿）轗（淺）而砭（砭）深，胃（謂）之過，二害；膿（膿）大【而砭小，謂之砭□，砭□者，惡】【不】畢，三害；膿（膿）小而砭（砭）大，胃（謂）之砭（砭）□[6]，砭（砭）□者，傷良肉殹（也）[7]，四害。□□□□□喜殹（也）。□□□□□□□□□□□□□膿（膿）小□□□□□□□□□此□□□□□□□□□□□□走而求之□□□□□□□□□□□者不

□□□□□□□□□□□□□□□□□□□□□□□□□□□□□□□□□□□□虚则主病它眽（脈）□此□□则□□它眽（脈）□□□□□□□□□□□□□□□□【足】之少陰，臂之大（太）陰、少陰。氏□□□则□此□□□□□□□□□□□□□□眽（脈）之縣（玄），書而熟學之。季子忠謹[8]，學□□□□見於爲人□□□□□言不可不察殹（也）。

【注释】

〔1〕取有餘而益不足：取有余是对上文"寒头"而言，益不足是对上文"煖足"而言。

〔2〕□上而不下：据上文，缺文拟补"气"字。气上而不下，故上为有余，下为不足。

〔3〕胎（邰）：膝膕。

〔4〕碧（砭）：《太素·知方地》："其病皆为瘫疡，其治宜砭石。"砭即古碧字之简写。

〔5〕不沓：沓，本义为杂沓，此当是"达"的通假字。不达，没有达到。

〔6〕謂之碧□：缺文试补"毁"字。下"碧□"缺文同。

〔7〕傷良肉殹也：是说脓小砭大，脓肿周围的好肉，被砭石所毁伤。

〔8〕季子忠謹：季，幼小之辞。季子，和小子、孺子差不多。季子忠谨，是勉励年轻人忠敬谨慎勤奋学习之词。

【按语】

原文首句"以脉法明教下，脉亦圣人之所贵也"，指出这是一本用脉法来教授学生的书。"脉法"应该是指经脉学理论，即经脉学说。《经脉》篇首开宗明义："雷公问于黄帝曰：禁服之言，凡刺之理，经脉为始，营其所行，知其度量，内次五脏，外别六腑，愿尽闻其道"，这才是"以脉法明教下"；"黄帝曰：经脉者，所以能决死生，处百病，调虚实，不可不通也"，这才是"脉亦圣人之所贵也"。意思指该书是用脉法的知识来传授弟子，使之学习掌握诊断和治疗的技术，因为脉在人体中的重要意义是受到德高望重的医家高度重视的。

"听（圣）人寒头而煖足"，所谓寒头，即为头部较为抗寒，同时要保持头部温度不能过高，而足部必须保持其温暖，顺应四时变化，及时"祛寒就温"，才不致病。"治病者取有馀而益不足殹（也）"，治病法则中取有余是对上文"寒头"而言，益不足是对上文"暖足"而言。意思是指根据古人的养生规律，应当保持头部温度不能过高，而使之耐寒，让足部及下肢保温。这是顺应人体内气的生理分布原则所提出的。同样的原则也适用于治疗疾病方面，即对于有余的实证要采用泻法，对于不足的虚证要采用补法。

"□上而不下"据上文，缺文疑补"气"字。气上而不下，故上为有余，下为不足。意思是气逆上行而不能回降，因此上行为有余，下为不足。"病甚，阳上于环二寸而益为一久（灸）"，此句即为灸法的一种手法。意思是对于病势严重者，还可以在该施灸部位的上方二寸处再增加一个部位施用灸法。

"用砭启脉者必如式"，说明当时用砭石来疏通脉气，已形成了一整套常规方法，这里用"痈肿有脓"作为例子来加以说明。"痈肿有脓，则称其大小而□□之"，缺文试补"痈肿有脓，则称其大小而为之砭"。砭的大小是跟痈肿的大小相称的，痈肿成脓者，切开之后，将脓血放出，病就会消除。"□□有四【害】：膿（脓）深碧（砭）轏（浅），谓上（之）不逮，一害；膿（脓）轏（浅）而碧（砭）深，胃（谓）之过，二害；（脓）大【而碧（砭）小】，□□而大□□□，三害（缺文补字：脓大而砭小，谓之敛，敛者，恶不毕）；【膿（脓）】小而碧（砭）大，胃（谓）之碧（砭）□，碧（砭）□者，石食（蚀）肉殹（也），四害（缺文补字：脓小而砭大，谓之泛，泛者，蚀良肉也）。"此段为砭法的治疗手法，在用砭石刺破血脉治疗痈肿的时候有四条禁忌，阐述得极为详细。禁忌一：脓肿的部位很深，但砭刺的位置很浅，砭刺的效果没有达到病所，这叫做不及；禁忌二：脓肿的部位很浅，但砭刺的位置过深，破坏了体内深部的正常组织，这叫做太过；禁忌三：脓肿的面积很大，但砭刺的区域过小，这叫做收敛，收敛的结果是使病脓的秽垢不能全部排除；禁忌四：脓肿的面积很小，但砭刺的区域很大，破坏了脓肿周围的正常组织，这叫做泛滥，泛滥的结果是损伤了健康的肌肉组织。

"脈（脉）之縣（玄），书而熟学之。季子忠谨，学□□□□见于为人□□□□□□言不可不察殹（也）"，季子忠谨，是勉励年轻人忠敬谨慎勤奋学习之词。

【按语】

马王堆医帛书《脉法》的主要内容，可从四个方面进行总结：

第一，提倡"圣人寒头而暖足"的养生法则。

在资料搜集中我们发现，"寒头""暖足"在诸多古医籍中都有提及。"寒头"，如《千金翼方》曰："或患寒头掉不自支任者，由食少，药气行于肌肤，五脏失守，百脉摇动，与正气竞故也。""暖足"，如《诸病源候论》引《养生方导引法》云："若腹内有气胀，先须暖足，摩脐上下并气海，不限遍数，多为佳。"《遵生八笺》载："其月（正月）宜加绵袜以暖足，则无病。"但帛书《脉法》将"寒头而暖足"一起立论，却是最早的文献记载。

头为诸阳之会，《黄帝内经》岐伯曰："十二经脉，三百六十五络，其血气皆上于面而走空窍，其精阳气上走于目而为睛，其别气走于耳而为听，其宗气上出于鼻而为臭，其浊气出于胃，走唇舌而为味。其气之津液皆上熏于面，而皮又厚，其肉坚，故天气甚寒不能胜之也。"《难经》对此亦有说法，"诸阴脉皆至颈、胸中而还，唯独阳脉皆上至耳目，故令面耐寒也"。由此可见所有阳经都上升至头部，头面部位所凝聚的阳气最为充足，所以能够耐受寒冷。"寒头暖足"是古代圣人总结出来的养生智慧，也体现在了人们日常保健生活上。从古代枕具中的玉枕、竹枕、木枕、陶枕、瓷枕等可窥见一斑，从材质上说这些硬枕散热较好，更利于睡眠。在药枕方面，除采用芳香避秽的药物外，还常使用寒凉药物作为材料，如《肘后备急方·治卒魇寐不寤方》中"辟魇寐方"曰："作犀角枕佳，以青木香纳枕中。"《备急千金方·风头沐汤方》云："常以九月九日取菊花作枕袋，枕头良。"犀角、青木香、菊花除芳香外，也皆为寒性之药。现代研究也表明，让头部保持相对低温有利于改善睡眠。当头面部发热、温度升高，或长时间用脑过度时，则会出现头昏脑胀的不适感。药王孙思邈在《千金要方》中提出"冬夜勿覆头，得长寿"，说明"寒头"是一重要养生法则。当然，寒头应是让头部适应自然温度变化。

"阴脉者集于足下，而聚于足心"。同时，足少阴肾经、足太阴脾经这两条与生命"先天之本""后天之本"紧密联系的重要经脉都起始于足部，因此"暖足"是足部重要的保健方法。药王孙思邈就提出，"每（年）八月一日已（以）后，即微火取暖，勿令下冷而无生意，常欲使气在下。"意思就是进入深秋季节，需特别注意足部保暖，尤其老年人可考虑用微火暖足，经常保持下肢阳气充足，对于预防疾病很有好处。

第二，提出"治病取有余而益不足"的治疗原则。

《脉法》中明确提出了"治病者取有余而益不足也"，意思是治病时医者需根据患者的病情，掌握"虚实补泻"的治疗原则。《灵枢·寒热病》也有记载："视有过者取之，损有余，益不足，反者益甚。"意思为审视病情时要掌握"有余者泻之，不足者补之"的原则，如果补和泻反过来的话，就会使疾病加重。从文字内容上来看，马王堆《脉法》更为原始一些，而《黄帝内经》则更为完善一些。这也是提出了中医理论中最基础的治疗原则：虚则补之，实则泻之。

第三，提出"灸法：环而灸之"的治疗方法。

《脉法》中就描述了灸法及砭法两种古老的治疗方法。"气出膝与肘，之脉而〔灸之〕"，指出当病患感觉气在膝关节、肘关节停滞时，说明气血不通了，应当用灸法使气血流畅。"（气）上而不下，则视有过之脉，环而灸之。病甚，阳上于环二寸而益为一灸。"阳气逆行在头部，不能下达四肢末端，则在肢体末端选择产生此病的脉旋转进行灸法，若仍不起效，则将环灸的范围扩大两寸再灸。《脉法》中还记录了灸法的禁忌，"有脓者不〔可灸〕也"。根据"寒头暖足"的原则，后世认为除严重虚寒证外，头部一般都禁用灸法。

第四，提出砭法治疗：以砭启痈肿，砭深浅与脓深浅的相关性。

《脉法》中指出："以砭启脉必如式，痈肿有脓则称之大小而为砭。"指的是砭的用法，如果痈肿有脓这种情况，可以用砭石治疗，即用砭石切开皮肉来排脓，并且医家需要根据痈肿的大小，来选择大小合适的砭石。文中还对实施砭法时过深、过浅，范围过大、过小的危害进行了描述，总结出了"砭有四害"，可以看出《脉法》中已经有了一定的外科手术观念。

古老的医学是中华民族贡献给人类的历史文化遗产，是整个民族的宝贵财富，中医是我国的国粹，我们有责任有义务保护好中国的国粹，中华民族智慧的精髓也需要我们一代一代继承与弘扬。

第四节　其他马王堆足疗相关医书原文与注释

　　马王堆汉墓出土的医学文献中，除《足臂十一脉灸经》、《阴阳十一脉灸经》与《脉法》以外，还有《阴阳脉死候》、《五十二病方》（以下称《病方》）、《却谷食气》、《导引图》、《胎产书》、《杂禁方》、《养生方》、《杂疗方》、《十问》、《天下至道谈》、《合阴阳方》等。这些医学文献被誉为"中国古代医学的百科全书"。足疗药浴等外治法作为中医养生的重要手段，在马王堆医书中有多处直接或间接记载，为我们提供了大量有关古代足疗理论和实践的珍贵资料。

　　一、《五十二病方》相关条文

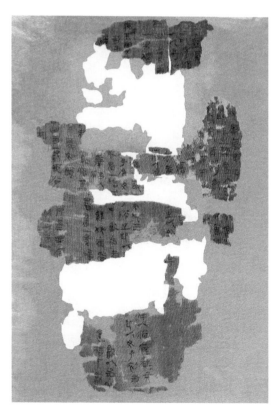

图 2-1　《五十二病方》040-059 行

《病方》48－50行：嬰兒病閑（癇）方：取靁（雷）尾〈9５(癸方)D〉F王果（顆），冶，以豬煎膏和之。小嬰兒以水【半】斗，大者以一斗，三分藥，取一分置水中，撓，以浴之（浴之。浴之）道頭上始，下盡身，四支（肢）毋濡，而日一浴，三日巳（已。已）浴，輒棄其水圉中。閑（癇）者身熱而數驚，頸脊強而複（腹）大。【□】閑（癇）多眾，以此藥皆巳（已）。

【按语】

本节论述治婴儿痫病方：用雷丸三颗，与猪煎膏搅拌均匀。小婴儿用半斗水，较大婴儿用一斗水，与雷丸、猪煎膏进行混合，把混合好的药分成三份。取一份放入水中，搅和均匀，沐浴用。沐浴上至头部，下至全身，四肢也需浸泡，数天一次，就会好转。癫痫病的人甚多，用这个方法症状均好转。从以上内容看，这是中医外治法中小儿治疗周身浸渍法，也是中药足疗的雏形。

《病方》213行：頯（癲）者及股痛、鼠復（腹）者，〔灸〕中指蚤（爪）二莊（壯），必瘳。

《病方》155行：一、灸左足中指。

脬久傷（脬久傷：脬久傷）者癩（癩，癘）潰，汁如靡（糜）。治之：煮水二【斗】，□一參，荣（术）一參，□【□】一參，凡三物，蠠、荣（术）皆【冶，□】湯中，即炊湯（湯。湯）溫適，可入足，即置小木湯中，即【□】殹（也）。湯居【□□】，入足湯中，踐〔八〕木，湯沒□。湯寒則炊之，熱即止火，自適殹（也）。朝巳（已）食而入湯中，到餔巳（已）【而】出休，病即俞（愈）矣。病不【□】者一人〈入〉湯中即瘳，其甚者五六入湯中而瘳。其瘳殹（也）不癱（不癱，不癱）而新肉產（肉產。肉產，）即毋入【湯】中矣，即自合而瘳矣。服藥時毋（無）禁，及治病毋（無）時。

【按语】

本节意思是说小腿外伤日久，溃烂化脓，患处脓汁如糜粥之状，用术、郁金等三物煮二斗成汤，把病腿放在盛汤的器皿里，脚下垫一块小木，并设法使汤保持在一定的温度，令腿在汤中浸泄一段时间，这样，药力和热力持续作用于创面，可使疾病早愈。设计者还详细交代了汤药熏蒸的注意事项。如：宜饭后进行；每次治疗须维持较长时间；随时调节容器内的温度；脓尽肉芽长出后，则中止治疗。这是用汤药局部熏蒸治疗腿部溃疡的足浴疗法，在有关药汤熏蒸法的各方面都考虑得很周密，反映了设计者的高超技艺和丰富的实践经验。

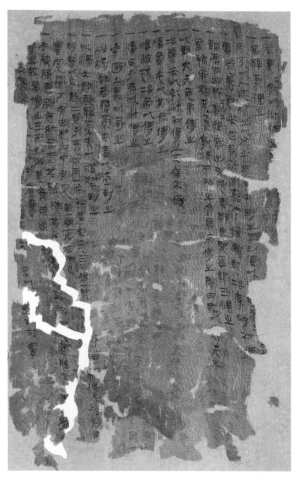

图 2-2 《五十二病方》204-225 行

《病方》213 行：頹（癩）者及股癰、鼠複（腹）者，〔灸〕中指蚤（爪）二莊（壯），必瘳。

《病方》155 行：一、灸左足中指。

【按语】

帛书整理小组注曰："股痈，即股疽，股胫疽。鼠腹，疑即鼠蹊部外突的表现。在《马王堆汉墓帛书（四）》原释文'莊'字缺释，并在'二'下补'七'，将'蚤'读为'搔'。"参考广濑薰雄意见："'二'字下是'莊'，当读为'壯'，为艾炷的计数单位；'蚤'应读为'爪'；另参考帛书155 行：'一，灸左足中指。'将'中指'上缺字补'灸'。"《病方》中围绕"指"部的治疗方法皆言明手、足，有些会具体指出是手、足的哪一指。"癃篇"残片"在足指若"，"灸左足中指"（简称"灸癃方"）。"股痈方"与"灸癃方"两方均采取灸"中指"的治疗方法。现今有学者认为《病方》213 行的释文应改为："頹（癩）者及股痈鼠复（伏）者，□灸□足中指，蚤（早）二莊（壯），必瘳。"意思是患頹病和股阴部肿大的患者，早晨在足第二趾施灸二壮，一定痊愈。通过考证得出治疗疝气与癃闭在施灸位置上相同的结论，据此发现"足中指"这一特殊部位，为针灸穴位"独阴"的溯源提供了有力证据。"独阴"位于足第二趾下跖侧远端趾间关节的中点，属于经外奇穴，具有独特的临床疗效。按《针灸甲乙经》卷十一所载，小腿部治疗疾病穴位有足太阴脉的地机穴，足少阴脉的交信穴，足厥阴脉的盆沟穴均在小腿内廉，但无左右之分。这里无疑体现了循经灸治的精神，也体现了当时艾灸足疗的实践经验非常丰富。

《病方》30 行：伤筋：痉者，伤，风入伤，身信（伸）而不能屈。治之，（熬）盐令黄，取一鬥，裹以布，卒（淬）醇酒中，入即出，蔽以市，以熨頭。

《病方》274 行：疽始起，取商牢（陆）渍醋中，以熨其腫處。

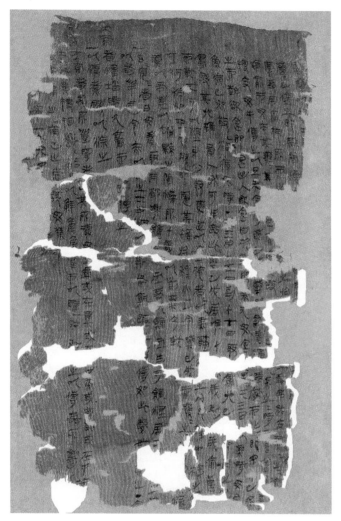

图 2-3 《五十二病方》020-039 行

【按语】

伤痉方中把盐炒黄淬酒熨外治法，为取其热力行气血，缓痉挛，消肿痛之功。《肘后备急方》："足痛不可忍者，以药酒涂之，热石熨之。"

痈病方中将商陆浸入醋中加热之法，据《外台秘要》卷二十三治喉痹用"商陆根切灸令热，隔布熨之"的用法，本处商陆亦当"灸"熨法是借热力与药力的作用，使腠理疏通，气血流畅，从而达到缓解痉挛、消肿止痛、祛风止痒等目的。

以上方法都为后世足疗中灸药熨治法提供了理论依据。东晋时期葛洪所著《肘后备急方》中提出"足痛不可忍者，以药酒涂之，热石熨之"，描述了对于足部疼痛难以忍受的治疗方法：首先使用药酒涂抹患处，然后用加热的石头进行熨烫。通过热石熨烫足部，加速足部皮肤对药酒中的中草药成分的吸收，快速作用于足部经络和穴位，从而达到有效且快速地缓解足部疼痛的目的。

二、《导引图》相关条文

霜降功法《導引圖》：每日醜寅時，平坐，紓兩手攀兩足，用膝間力縱而複收，五七度，叩齒、吐納、咽液。治病：風濕痹入腰腳，髀不可曲，膕結痛，腨裂痛，項背、腰尻、陰股、膝髀痛、臍反出，肌肉痿，下腫，便膿血，小腹脹痛，欲小便不得，藏毒，筋寒，腳氣，久痔，脫肛。

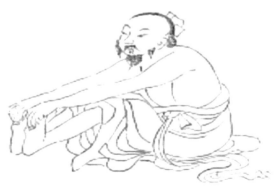

霜降九月中　運主陽
明五氣　月令對雜歌
草木黄落　蟄蟲咸俯
時配足太陽周梳寒术

图 2－4　霜降九月中导引图势

【按语】

本式攀足蹬脚的动作主要牵拉足太阳膀胱经筋，能够刺激腘窝部的委中穴、委阳穴及肾经的阴谷穴。《灵枢·邪客》有云："肾有邪，其气留于两腘。"故本式功法可固肾强腰，治疗霜降时节风湿之邪滞留腰腿部，缓解膀胱经所过部位之痛证及肾系疾患。其次，双手攀足回拉的动作能够交通心肾，平衡上下阴阳，并通过牵拉足小趾促进膀胱经与肾经的气血流注及交接。此外，脚跟前蹬与手臂回拉形成张力，能够牵拉四肢肌肉经筋，而脾主四肢肌肉，故而能够促进脾的生理功能。

　　大雪功法《導引圖》：每日子醜時，起身，仰膝，兩手左右托，兩足左右踏，各五七度，叩齒、吐納、咽液。治病：腳膝風濕，毒氣，口熱，舌幹，咽腫，上氣，嗌幹及腫，煩心，心痛，黃疸，腸澼，陰下濕，饑不欲食，面如漆，咳唾有血，渴喘，目無所見，心懸如饑，多恐，常若人捕等病。

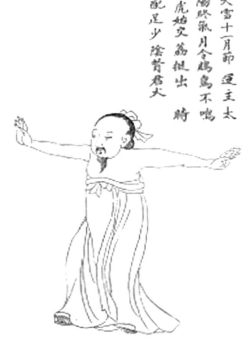

大雪十一月節 逆主太
陽終氣月令鶡鳥不鳴
虎始交荔挺出 肘
配足少陰腎君火

图 2-5　大雪十一月节导引图势

【按语】

本式展臂立掌、换足踏地的动作主要疏通足少阴肾经，还能引动足太阳膀胱经，促进相表里的阴经与阳经在手足末端的交接及气血流注，并能温阳通脉，防治手足不温、下肢厥冷等症。"诸病从寒起，寒从足下生"，大雪时节寒流更加活跃，故需加强对下肢的固护。此外，"肾足少阴之脉……循内踝之后，别入跟中"，即足跟为肾经的分支，故双脚踏地可调补肾气。通过前脚掌及足跟顿地，勾起涌泉穴，以达到滋阴益肾，调节体内津液平衡分布，正如《素问·逆调论》曰："肾者水脏，主津液。"

《导引图》没有直接指出特定的足部穴位刺激方法，但通过足部运动方式可通经络、调节气血，也是体现了古代足疗的重要作用。

马王堆汉墓出土的其他医书，直接与足疗相关联的内容无明确记录，但它们包含了大量的医学文献，间接为后世足疗提供了理论基础。

【结语】

马王堆医书中的足疗相关原文与注释，是中华医学的宝贵遗产，展现了古代中国人对足疗的深入理解和独特见解。它不仅丰富了中医足疗的理论体系，还指导了临床实践。这些古老的文字不仅是历史的见证，更是对中医足疗文化的传承和弘扬。在现代社会，随着科技的进步和医学的发展，足疗作为一种古老而有效的疗法，仍然受到广泛的关注和应用。因此，深入研究和理解马王堆医书中的足疗内容，有助于我们更好地传承和发扬中医足疗文化。

第
二
篇

学术传承

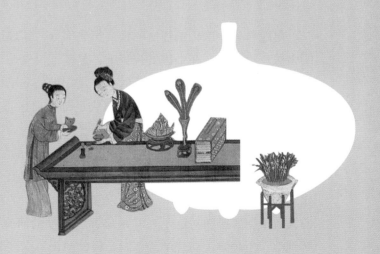

第三章　马王堆足疗学术渊源

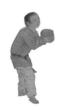

　　马王堆足疗作为中医传统疗法的重要组成部分，其研究与发展在学术界一直备受关注。在马王堆足疗的学术研究中，学者们首先关注的是其理论基础。他们结合马王堆出土的医学文献，深入挖掘中医经典著作，对足疗的理论依据进行了系统梳理和阐释。这些研究不仅揭示了足疗与中医整体观念的内在联系，还为我们理解足疗的作用机制提供了坚实的理论基础。

第一节　马王堆足疗因循的学术理论

　　足疗作为中医传统疗法的重要组成部分，其理论基础深植于博大精深的中医理论之中。在中医的视野下，足部不仅仅是人体的一个部分，更是与全身脏腑经络紧密相连的反射区。足疗正是基于这样的认知，运用多种特定的或灵活变化的手法，在足部或足部反射区进行精准而有效的刺激。这种刺激并非简单的按压或摩擦，而是一种良性的物理行为，旨在缓解足部因长时间站立、行走或坐姿不当等原因造成的紧张状态。通过这种刺激，能够促进足部经络气血的顺畅运行，进而调整全身各系统间的生理变化。这种调整是多层次的，它不仅涉及局部组织的舒缓，更能够影响全身的气血平衡和脏腑功能。在学术层面，足疗的研究涉及了中医基础理论、解剖学、生理学、病理学等多个学科的知识。众多文献记载了足疗在缓解疲劳、改善睡眠、调节内分泌、增强免疫力等方面的显著效果。此外，足疗还被广泛用于慢性病、亚健康状态的调理，以及老年人保健等多个领域，显示出其深厚的实践价值和广泛的应用前景。因此，足疗不仅仅是一种简单的保健按摩方法，它是在中医理论的指导下，通过科学而精准的手法，实现对人体生理机能的全面调节，达到治疗、预防、保健等多重目的的综合性疗法。

一、马王堆足疗理论的滥觞

在马王堆出土的珍贵帛医书中，我们发现了四种与经脉和诊断学密切相关的著作。这四种医书，以古朴的秦代小篆体共同抄录于一张帛上，经过马王堆出土医书整理小组的精心研究，它们被分别命名为：《足臂十一脉灸经》《阴阳十一脉灸经》（甲本）《脉法》以及《阴阳脉死候》。

值得一提的是，《阴阳十一脉灸经》还有另一种抄本，被称为乙本。尽管乙本与甲本在内容上大致相同，但因岁月侵蚀而破损较大，它与《却谷食气》《导引图》一同抄录在另外一张帛上。《足臂十一脉灸经》与《阴阳十一脉灸经》这两部经脉学著作，以其独特的视角和详尽的记载，为我们揭示了古代对人体经脉的深刻认识。它们详细描述了人体十一条经脉的脉名、循行径路，以及与之相关的疾病症候和治疗法则。这些经脉，如同人体内流淌的生命之河，相互连接、交织，共同维持着人体的健康与平衡。《脉法》这部著作，则为我们揭示了导脉、启脉、相脉的几项重要法则。这些法则不仅涉及治疗十一脉疾病的具体方法和总的原则，还包括诊断十一脉疾病的脉诊技术。通过对脉象的细致观察和深入分析，医生能够准确判断疾病的性质和程度，从而为患者制定出更为精准的治疗方案。而《阴阳脉死候》这部著作，则是对十一脉疾病危重症中濒死时症候表现的详细记载。它既有总的原则性的概括，又有属于望诊的具体内容。通过望诊，医生能够观察到患者面色、舌苔、眼神等微妙变化，从而推断出病情的严重程度和预后情况。这些详尽的记载，不仅为我们提供了宝贵的临床参考，也为我们理解古代医学的智慧和精髓提供了重要的线索。

此外，这些医书中的足疗内容也尤为引人注目。在古代医学体系中，足疗被视为一种重要的治疗方法，它通过对足部特定区域的刺激和按摩，达到调和气血、疏通经络、治疗疾病的目的。在《足臂十一脉灸经》和

《阴阳十一脉灸经》中，我们可以看到对足部经脉的详细描述，以及如何利用这些经脉进行足疗的方法。这些内容为我们揭示了古代足疗的丰富内涵和独特价值。

总之，马王堆出土的帛医书为我们提供了宝贵的医学资料，不仅展示了古代医学的卓越成就，也为我们今天的研究和实践提供了重要的借鉴和启示。通过对这些医书的深入研究和挖掘，我们可以更好地理解和传承古代医学的智慧，进而为人类的健康事业作出更大的贡献。

二、马王堆医学有关足疗的核心理论

马王堆足疗相关理论的核心主旨源于马王堆医书之《脉法》所云："气也者，到下而【害】上，【从煖而去清】焉。故圣人寒头而煖足。治病者取有余而益不足也。"这里的【　】，表示汉简中补入的字。所谓气，乃脉中流动之阳气也。阳气当顺经脉而下注，使四肢得暖，不宜聚于头顶，此即"从温暖而远离清冷"之道。若违此规律，阳气不降反升于头，则成"上害"，以致头部疾生。此论实源于古人生活之体悟。人之四肢，居身之末，温度偏低，阳气难达。尤其足部，常与地面接触，易受阴湿之气侵扰，遂生厥冷、痹痛、冻疮、关节炎诸疾。民间至今仍流传"寒从足起"之谚。故保持四肢，特别是足部之温暖，对于养生保健至关重要。至于阳气为何要远离寒凉、集中于头部则为何有害，中医经典《难经》第四十七难有云："人头者，诸阳之会，诸阴脉皆至颈、胸中而还，唯诸阳脉独上至头、耳，故面能耐寒。"头面本为阳气汇聚之地，若阳气不下行而滞留于头，必将导致上部阳气过盛、下部阳气不足，从而引发头面及四肢之疾。汉字"烦"字，寓意头边有火则烦扰，反之，头边宜清凉。此亦古人生活体悟之体现。

据此，医家们便深刻认识到寒头暖足这一养生保健方法的重要性。颇为有趣的是，1983年10月27日的《健康报》曾报道了一项引人瞩目的科学发现：科学家们观察到，降低头部的温度有助于人们更快地进入睡眠状态。不久之后，某商行便推出了一款独特的枕头，这款枕头内部配备了半导体冷却设备，通过电池供电，使其温度相较于头部低约10摄氏度。学者们形象地将其称为"催眠枕头"。这一发明无疑从侧面印证了"寒头"理论的科学性。

与此同时，足疗作为暖足的重要手段，其理论研究和实践应用也日渐受到重视。在古代医学典籍中，不乏关于足疗的详尽记载，阐述了足疗对身体健康的积极影响。足疗通过刺激足部穴位，促进气血流通，调和阴阳，从而达到温暖足部、强身健体的效果。现代医学研究也表明，足疗有助于改善血液循环，缓解疲劳，提高睡眠质量，对于失眠症、高血压病等病症具有一定的辅助治疗作用。

如今，各种药枕在市场上广受欢迎，它们对失眠症、高血压病等病症具有显著的疗效。这些药枕内部填充的多数为寒凉药物，这正是"寒头"理论在保健养生实践中的巧妙应用。而在足部保健方面，足疗则成为一种备受欢迎的养生方式。人们通过足疗来放松身心，舒缓压力，增强身体免疫力。后世医家们还提出，在头部应禁用灸法，而足部则宜经常施灸。这一观点源于"寒头暖足"的养生理念，民间更有谚语云："若要身体安，三里常不干"，这正是对"寒头暖足"理论的生动诠释。足疗作为暖足的重要手段，在保健养生中具有不可或缺的地位。通过足疗与药枕等保健方法的结合，我们可以更好地调整身体的温度分布，促进健康，预防疾病，实现身心和谐。未来，随着足疗理论研究的深入和实践应用的推广，相信其在养生保健领域将发挥更加重要的作用。

三、马王堆足疗相关理论的研究与探析

"寒头暖足"这一养生与治疗理念，在中医理论中占据着举足轻重的地位。它不仅在日常生活中被广泛应用，更作为一种独特的治疗法则，在医学实践中发挥着重要作用。这一理念深刻体现了中医"上病下治"的核心理念，即通过调整身体上下部位的气血平衡，达到治疗疾病的目的。

《黄帝内经》之《素问·五常政大论》中曾明确指出："气反者，病在上取之下，病在下取之上。"这一论述为"寒头暖足"提供了理论支撑。当头部阳气郁积过多，出现相对有余的情况时，便可运用"暖足"的方法，引导头部的阳气下行，从而实现"寒头"的治疗效果。暖足，即通过在足部进行温灸等方式，达到温通经络、调和气血的目的。这样，便可使整体的上下阳气归于平衡，实现身体的和谐与健康。值得一提的是，这

种"引火归原"的治疗方法,正是中医智慧的体现。通过调整身体内部的气血运行,使失衡的阴阳得以恢复,从而达到治疗疾病的目的。这种理念不仅符合中医的整体观念,也体现了中医治病求本的独特思路。因此,"寒头暖足"不仅是一种养生保健方法,更是一种深刻的治疗法则。它蕴含着中医理论的精髓,为后世医者提供了宝贵的启示。通过深入研究和应用这一理念,我们可以更好地理解和运用中医理论,为人类的健康事业作出更大的贡献。

在深入探讨"寒头暖足"这一独特的治疗法则之后,《脉法》进一步揭示了一项更为关键、更具普遍指导意义的医疗原则:"治病者,取有余而益不足也。"这一原则无疑是中医理论宝库中的璀璨明珠,其深远影响与光辉意义在《黄帝内经》的众多篇章中得到了广泛而深入的阐释与引用。

诸如《素问·三部九候论》所述:"实则泻之,虚则补之",便是对这一治疗原则的生动诠释。同样,《灵枢·九针十二原篇》也明确指出:"无实实,无虚虚,损不足而益有余,是谓甚病,病益甚",深刻揭示了治疗过程中必须避免的错误做法,强调了平衡阴阳、调和气血的重要性。

尽管在《阴阳十一脉灸经》和《足臂十一脉灸经》这两部脉灸经典中并未直接提及这一原则,但这并不妨碍我们理解其深层的含义。这很可能是《脉法》的作者在写作时采用了详略得当的手法,将这一核心原则隐含在字里行间。而《灵枢·经脉》篇的作者则敏锐地捕捉到了这一点,在整理《阴阳十一脉灸经》时,将《脉法》中的"取有余而益不足"原则进一步细化,表述为"盛则泻之,虚则补之",并将其明确地补充到每一条经脉病症的描述之后,从而强化了这一治疗原则的重要性和普遍适用性。这一原则最初是针对经脉疾病的治疗而提出的,但经过《黄帝内经》的反复强调与阐释,它已经超越了具体的治疗领域,成为中医运用任何方法治疗任何疾病时都必须遵循的首要法则。而在所有的治疗方法中,足疗无疑是对这一原则贯彻得最为彻底和有效的一种。通过刺激足部穴位,调和气血,平衡阴阳,足疗能够直接作用于人体的经脉系统,实现"取有余而益不足"的治疗效果,从而达到治疗疾病、恢复健康的目的。

四、马王堆足疗相关理论的实践与发挥

足疗，作为中华传统医学的璀璨瑰宝，历经数千年的医疗实践，凝结了我国历代医家的智慧与心血。它依据中医的辨证原理，巧妙地利用足部的经络与生理机制，通过一系列方法如足部药浴、病理反射区域按压、推拿、刺激、敷贴、针灸及药物疗法等，以调整人体气血，达到扶正祛邪、调和阴阳的目的，从而预防和治疗疾病。足疗的形式多样，既有泡脚药浴的温和，又有按摩的舒缓，还有针灸的精准，以及敷贴的便捷。其中，泡脚药浴与足部按摩因其简便易行，尤为适合家庭自我保健。当我们追溯医学发展的历史长河，会发现足疗的起源远早于其他疗法。在古代，人们在与自然界的斗争中，无意间发现触及足部某些部位能够缓解身体的疼痛与不适，劳累后用热水洗脚能解除疲劳。这些朴素的经验逐渐累积，形成了对足部刺激治疗疾病的初步认识。

经过长期的实践探索与经验总结，足部疗法逐渐丰富和完善，演化为现今的足部熏浴法、足部按摩法、足部贴敷法、足穴针灸法等多种疗法。《史记》中记载，上古黄帝时代，有一位医术高明的医家俞跗，他治病的手法独特，不依赖汤药酒剂，而是通过按摩足部来治疗疾病。他的医术高超，赢得了名医扁鹊的赞誉。扁鹊在为虢太子治疗尸厥时，曾提及俞跗的医术，称赞他能够"一按见疾之应"，即一按足部便能洞察病情，可见足疗在古代医学中的重要地位。

足疗之所以能够在历史长河中流传下来，并不断发展完善，正是因为它符合了人体生理与病理的规律。足部作为人体的第二心脏，与全身各个器官紧密相连。通过对足部的刺激，可以调整全身的气血运行，促进新陈代谢，增强免疫力，从而达到预防和治疗疾病的效果。在现代社会，随着生活节奏的加快和压力的增大，越来越多的人开始关注自身健康，足疗作为一种自然、无副作用的疗法，受到了广泛的欢迎。无论是泡脚药浴的舒缓放松，还是足部按摩的疏通经络，都能让人在忙碌的生活中找到一丝宁静与舒适。同时，随着科技的不断进步，足疗的研究也在不断深入。现代医学技术为足疗提供了更多的可能性，如利用现代仪器进行足部检测，精确判断病情；利用中药制剂进行足部敷贴，提高治疗效果

等。这些新技术的应用，使得足疗在预防和治疗疾病方面发挥出了更大的作用。

基于上述可知，马王堆足疗所因循的学术理论在《脉法》提出的"寒头暖足"这一核心主旨以外，还与马王堆医书中的其他医学认知密切相关，并在之后的不断演化发展中，重点因循了四个方面的理论基础。

一是经络理论：作为中医体系中的核心理论之一，深刻地揭示了人体内部各组织器官之间的相互联系与协调机制。人体，这个复杂的有机整体，通过经络系统，巧妙地串联起了五脏六腑、四肢百骸、五官九窍以及肌肤皮毛，确保了人体机能的正常运作。经络系统，不仅是人体内部信息的传导网络，更是沟通内外、联系上下的重要桥梁。它像一张精密的网，遍布全身，既能够敏锐地感受体内环境的变化，及时作出反应，又能够接收外界的刺激，通过调节脏腑组织的机能，达到适应环境、维持健康的目的。

在众多的经脉中，足三阴经、足三阳经等六条经脉尤为关键，它们与足部有着直接的联系。足部，作为人体的根基，承载着全身的重量，同时也是经络系统中的重要节点。这六条经脉，如同六条生命之线，将足部与五脏六腑紧密相连，形成了一种独特的反应和调整机制。当足部受到外界刺激时，这六条经脉能够迅速将信息传导至相应的脏腑组织，引起其机能的调整。反之，当脏腑组织出现病变时，也会通过这六条经脉在足部表现出相应的反应。因此，通过观察足部的变化，可以间接了解脏腑组织的健康状况，进而采取相应的治疗措施。这种足部与脏腑之间的反应和调整机制，是经络理论在足部治疗中的重要应用。通过刺激足部的特定区域，如穴位或反射区，可以激发经络系统的传导作用，调节脏腑组织的机能，达到治疗疾病的目的。这种治疗方法，既简便易行，又无副作用，深受广大人民群众的喜爱。

此外，经络理论还强调了人体内外环境的统一性。人体的健康与否，不仅取决于内部脏腑组织的机能状态，还受到外界环境的影响。因此，在治疗疾病时，需要综合考虑内外因素，通过调节经络系统，使人体达到内外平衡、阴阳调和的状态。

综上所述，经络理论作为中医体系的重要组成部分，为我们揭示了人体内部各组织器官之间的相互联系与协调机制。通过足部与脏腑之间的反应和调整机制，我们可以更好地了解人体的健康状况，采取有效的治疗措施，促进健康与长寿。在未来的医学研究中，我们有必要进一步深入探索经络理论的奥秘，发掘其在治疗疾病、促进健康方面的更大潜力。

二是血液循环原理：在人体复杂的生理结构中，脚部处于离心脏最远的末梢位置，因此其血液供应相对较弱，是血液循环的重要一环。脚被喻为人体第二心脏，这一称谓不仅凸显了其在血液循环中的重要地位，也体现了脚部在人体健康中的关键作用。心脏，作为血液循环系统的核心，发挥着泵血的重要功能。它像一个精密的泵，将富含氧气和营养物质的血液输送到全身各个组织和器官，同时也将带有代谢废物的血液回收至肺部进行氧合，再次输送到全身。这一过程确保了人体各部位得到充足的营养供应，同时也维持了代谢产物的及时排出。

足部推拿作为一种传统的中医治疗方法，正是基于血液循环原理。通过专业的手法对足部进行推拿，可以疏通经络，促进血液在足部的循环流动。这种治疗方法能够有效增加血液回流至心脏的速度，从而帮助心脏更好地发挥泵血作用。同时，足部推拿还能够使足部血管扩张，血流速度加快，血流量增大，进一步改善微循环状况。微循环是血液循环中至关重要的一环，它涉及到血液与组织细胞之间的物质交换。足部推拿通过改善微循环，使得更多的营养物质能够输送到足部组织细胞，同时也加快了代谢产物的排出。这一过程有助于防止代谢产物在足部的沉积，从而减少了足部疼痛和肿胀等不适症状的发生。

此外，足部推拿还能够促进静脉和淋巴回流的通畅。静脉和淋巴系统是维持体液平衡的重要结构，它们负责将血液和淋巴液从身体各部位回收至心脏和淋巴结。足部推拿通过作用于足部的静脉和淋巴管，能够帮助它们更好地完成回收任务，防止体液在足部的滞留和积聚。

基于上述可见，足部推拿基于血液循环原理，通过疏通经络、促进血液流动、改善微循环以及促进静脉和淋巴回流等多种机制，发挥其在治疗足部疾病和促进全身健康方面的重要作用。这种治疗方法不仅体现了中医的博大精深，也为现代医学提供了新的思路和方法。在未来的研究中，我们可以进一步探索足部推拿在改善血液循环、预防和治疗相关疾病方面的潜力，为人类的健康事业贡献更多的力量。

三是神经反射原理：人体作为一个复杂的生物体，具有对于内环境和外环境中各种致病因子进行天然防御的能力，这种能力便是我们常说的自我调节机制。足部反射区的按摩，其本质上是一种物理刺激，作用于机体表面的某些敏感点或敏感带，进而触发并激活人体内在的调节机制。这种刺激并非简单的作用，它犹如一把钥匙，能够开启并激发机体各个器官组织的潜能，使它们能够更好地发挥自身的功能，从而进一步增强机体的自卫能力和自我修复能力。

当进行足部反射区的推拿时，所产生的强烈刺激会不断传入神经中枢。这些刺激信号在神经系统中传递，经过复杂的处理和整合，最终产生相应的生理效应。这一过程中，推拿刺激能够有效地阻断和取代相应组织器官原有的病理冲动，也就是说，它能够通过神经反射作用，改变原有的病理状态，促使机体向更健康、更平衡的状态发展。具体来说，足部反射区的按摩能够刺激到与全身各个器官和组织相关联的神经末梢。这些神经末梢在接收到刺激后，会向神经中枢传递信息，进而引发一系列的神经反射活动。这些反射活动不仅可以调节机体的生理功能，还能够改善组织的营养状态，促进新陈代谢的进行。同时，推拿刺激还能够提高机体的免疫力，增强机体对外界环境的适应能力。值得注意的是，足部反射区的按摩并非随意而为的，它需要依据一定的规律和原则进行。只有在正确的刺激下，才能够达到预期的保健和康复效果。因此，在进行足部反射区按摩时，需要掌握一定的专业知识和技能，确保操作的准确性和有效性。

总的来说，足部反射区的按摩是基于神经反射原理的一种有效保健方法。它通过物理刺激作用于机体表面的敏感点或敏感带，进而激发并调节机体的内在功能，提高机体的自卫能力和自我修复能力。这一方法不仅具有科学依据，而且在实践中已经得到了广泛的应用和验证。未来，随着对神经反射原理的深入研究，我们可以期待足部反射区按摩在保健和康复领域发挥更大的作用。

四是生物全息原理：在生物全息医学理论的框架下，我们得以窥见生命体内部深邃而微妙的联系。该理论认为，人体的任何一处局部，都宛如一面镜子，映射出全身相关组织器官的反应点，展现出一种局部与整体相互映照、相互影响的奇妙关系。换言之，局部是整体的缩影，而整体则寓于局部之中。这一理论，恰恰是中医整体观念的现代认知与发展。

足部，作为人体最为敏感的"全息胚"，更是这一理论的生动体现。在这片看似平凡的区域里，人体各个脏腑、组织、器官的反应点都以一种特定的规律有序地排列着。它们犹如星辰点缀在夜空，虽各自独立，却又相互关联，共同构建了一个复杂而精密的网络系统。通过按摩足部相关的区域，我们不仅可以探测到脏腑器官的生理病理情况，更能达到治疗的作用。这种治疗方法，不仅简便易行，而且效果显著。它充分利用了足部全息胚的特性，通过刺激局部的反应点，进而调节全身的功能状态，实现疾病的预防和治疗。值得一提的是，生物全息原理的应用并不仅限于足部。人体的其他部位，如手部、耳部等，同样蕴含着丰富的全息信息。这些部位都可以作为我们探索生命奥秘、治疗疾病的窗口。然而，足部因其特殊的结构和敏感性，在生物全息医学中占据了举足轻重的地位。在深入研究生物全息原理的过程中，我们不仅可以更好地理解人体的结构和功能，还可以为疾病的诊断和治疗提供新的思路和方法。未来，随着科技的进步和研究的深入，我们有理由相信，生物全息医学将在医学领域发挥越来越重要的作用，为人类的健康事业作出更大的贡献。

由此观之，生物全息原理为我们揭示了人体局部与整体之间的深刻联系，也为足部按摩等自然疗法提供了坚实的理论基础。通过深入研究和应用这一原理，我们可以更好地了解人体的奥秘，为疾病的预防和治疗开辟新的道路。同时，这也提醒我们，在对待生命和健康的问题上，应该保持一种整体和系统的观念，从多个层面和角度去理解和治疗疾病，以实现身心健康的全面提升。

第二节　马王堆足疗理论的衍化

足疗历史源远流长，承载着深厚的文化底蕴，是祖先们留给我们的一笔宝贵遗产。这种保健方法不仅体现了古人对身心健康的深刻认识，更在千百年的实践中不断得到完善与发展，成为现代人追求健康生活的重要途径。据此，我们认为，"足疗"这一风靡当下的保健方法并非凭空而生，它实际上是对古人"洗足""摩足"等养生与医病智慧的继承与拓展。因此，我们有必要深入研究和探索足疗的历史渊源与科学原理，以便更好传承和发扬这一古老而智慧的保健方法。

一、足疗的缘起

足疗的实践可以追溯到远古时代，我们的祖先在生活和劳动中逐渐认识到，通过按摩和刺激足部可以缓解疲劳、治疗某些疾病。随着时间的推移，这种经验被不断积累和传承，逐渐形成了独特的足疗理论和方法。

在原始社会，人们就已经开始尝试使用各种自然材料来治病疗伤。其中，足部贴敷法是一种朴素而有效的方法。原始人利用身边的泥土、草叶等自然材料，敷裹在足部或身体的伤口上，以达到止血、消炎、治疗等目的。这种方法虽然简单，但却为后世的足疗发展提供了重要的启示和基础。

二、足疗理论的产生

我们的祖先通过观察和实践，发现脚部的许多敏感反应点（腧穴）与人体内脏器官有着紧密的联系。当脏腑出现疾病时，这些病变会通过经络反映到体表的穴位上。因此，通过观察和分析不同穴位的症状，我们可以推断出相关脏腑的功能是否出现了问题。这为足部治疗提供了坚实的理论依据。在长期的实践中，我们的祖先还发现了足部的许多腧穴和足部跗阳脉诊病法。通过对这些腧穴的刺激和按摩，我们可以反映并治疗全身多种疾病。例如，通过按摩肝经的大敦、行间、太冲等穴位，可以调节肝脏功能，缓解肝气郁结的症状。同时，针灸等其他治疗方法也可以应用于足部，以纠正内脏功能紊乱，恢复人体健康。

根据丰富的历史文献记载，我们可以窥见中国古代对足部保健与治疗的深刻认识与独特实践。在长沙马王堆汉墓出土的医书《脉法》中有如是记载："气也者，到〈利〉下而〔害〕上，〔从煖而去清〕焉。故圣人寒头而煖足。治病者取有余而益不足也。"这应该是现存关于中医足疗理论的最早记载，为之后中医足疗学术思想的发展与运用奠定了重要基础。在《五十二病方》中，详细描述了"温熨""药摩""外洗"等内病外治的方法，其中不乏对足部治疗的独特见解。这些古老的智慧，展现了古人对足部与身体健康之间紧密联系的深刻理解。

三、足疗理论的发展

随着中医理论的不断完善和发展，足疗也逐渐融入了中医的经络学说、脏腑学说等理论。中医认为，足部是人体经络的重要起点和终点，通过按摩和刺激足部相应的反射区，可以调节人体的脏腑功能，促进气血流通，从而达到治疗疾病和保健养生的目的。在这一理论指导下，足疗逐渐发展成为一种具有独特理论体系和操作方法的中医外治法。

追溯至两千多年前的医学巨著《黄帝内经》，里面清晰地记载了与足部有关的诊疗理论。在《素问·举痛论》中，古人明确指出："按之则血气散，故按之痛止。"这一描述揭示了通过按摩足部穴位，可以调节气血运行，缓解疼痛。同时，《素问·厥论》也提到："阳气起于足五指之表……阴气起于五指之里……"这进一步说明了足部在人体阴阳平衡中的重要作用。《灵枢·根结》中便记载了刺窍阴、至阳、历兑、冲阳等穴位以泻充盛之气的实践。同时，《黄帝内经》还有涌泉穴治疗疾病的记载。

在漫长的历史长河中，足部保健与治疗的方法不断得到丰富和发展。公元前3世纪，东汉医学家张仲景在《伤寒论》等著作中，便对足浴对人体的益处进行了详尽的介绍。此外，司马迁的《史记》中也有关于足部治疗的记载，如"俞跗用足病"，这里的"俞"通"愈"，意味着通过治疗足部疾病来恢复健康。这些经典著作不仅为我们提供了丰富的足部疗法资料，还揭示了足部穴位与全身经络、脏腑之间的密切联系。《史记》曾提到"上古之时，医有俞跗，治病不以汤液醴酒，镵石挢引，案扤毒熨，一拨见病之应"，这里的挢引、案扤都是按摩之法。进一步印证了中国人对足部按摩的健康价值有着深厚的认识，不仅为后人提供了宝贵的医学知识，更为足疗的发展奠定了坚实的基础。

在唐代，中国养生按摩术称为"足心道""观趾法"，药王孙思邈指出"足心宜常搓"，他自己活了101岁（公元581—682）。晋代皇甫谧的《针灸甲乙经》则对足针治疗进行了更为深入的探讨，使得这一疗法的内容更加丰富和完善。此外，隋朝高僧所著的《摩诃止观》中提及的"意守足"，强调经常摩擦足心能够治疗多种疾病，进一步印证了足部疗法的有效性。宋代文豪苏东坡对养生颇有研究，他对摩擦足底涌泉穴的益处大加赞赏，认为长期坚持必有奇效。明代《普济方》则记述了用生附子研末和葱涎为泥敷涌泉穴治疗鼻渊的方法，进一步拓宽了足疗的应用范围。然而，尽管足疗有着悠久的历史和深厚的文化底蕴，但在封建社会的束缚下，其发展受到了严重的阻碍。由于封建意识和习俗的影响，人的脚被视为私密部位，藏而不露。赤踝裸足被视为大不雅之举，加之封建礼教、女子裹脚等限制，足部健康的重视程度大大降低，足疗的学术发展也因此受到了极大的阻碍。到了清末，由于种种原因，足疗一度式微，这一古老医术几乎濒临失传。然而，幸运的是，随着时代的进步和医学的发展，足疗逐渐得到了重新的认识和重视。现代科学的研究也证实了足部按摩、足浴等方法对身体健康的积极作用，使得足疗得以重新焕发生机。

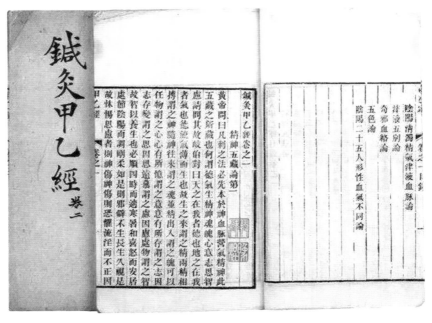

图 3-1 《针灸甲乙经》

总之，足部疗法不仅是一种传统的治疗方法，更是一种具有深厚理论基础和实践经验的保健手段。通过对足部的按摩、针灸等治疗，我们可以有效地预防和治疗多种疾病，提高人体免疫力，延缓衰老。在现代社会中，随着人们对健康的重视程度不断提高，足部疗法也逐渐得到了更广泛的关注和应用。现在，足疗方法也广泛流传至欧美、日本、东南亚等国家和地区。有理由相信，在未来的日子里，足部疗法将继续发挥其独特的优势和作用，为人类的健康事业作出更大的贡献。

第四章　马王堆足疗学术传承与应用

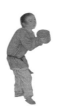

　　马王堆足疗学术思想源自马王堆医书，显示了古人对足部保健的重视。这一学术传承至今，结合了中医经络理论与现代医学知识，发展成为一种具有强身健体、防病治病功效的保健方法。马王堆足疗学术思想是中医养生文化的重要组成部分，其应用十分广泛，人们通过按摩、推拿、泡脚等方式刺激足底反射区和经络，以调节脏腑功能，促进血液循环，达到祛病强身的效果。

第一节　历史典故里的足疗

　　翻阅浩瀚的古籍，我们不难发现，与古代"足疗"相关的记载历史悠久，源远流长，最早可追溯到司马迁所著的《史记》。

　　在《史记·郦生陆贾列传》中，司马迁用细腻的笔触描绘了一段富有画面感的历史场景：秦朝末年，陈留高阳（今河南杞县一带）的郦食其，心怀壮志，期望在乱世之中得到重用。他听闻沛公刘邦率领大军行军至此，便经人引荐，前往拜见。据史书记载，当郦食其抵达刘邦的营地时，刘邦正斜倚在床上，由两名女子为他洗足。这一幕被司马迁生动地记录下来："郦生至，入谒，沛公方倨床使两女子洗足，而见郦生。"这一细节不仅展示了刘邦在接见客人时的傲慢无礼形象，更为我们揭示了古代足疗的一种真实场景。这段记载，原本是司马迁为了凸显刘邦后来整肃仪容、恭敬贤士的转变而设置的铺垫。然而，对于本文的研究而言，这无意中为我们提供了宝贵的资料。

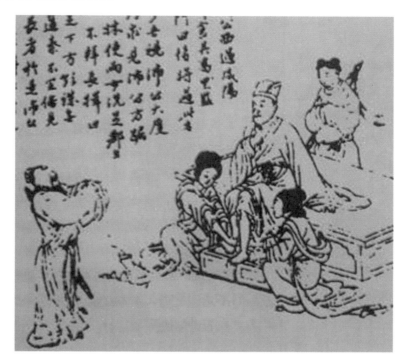

图4-1 郦食其见刘邦

　　在古老的《史记》中，还有一段引人入胜的故事，同样与足疗息息相关。这段故事出现在《酷吏列传》之中，主角便是中国历史上赫赫有名的酷吏张汤。张汤在汉武帝时期，一路攀升至御史大夫的高位，其严明法度、铁面无私的形象深入人心。然而，在这位酷吏的背后，却隐藏着一段不为人知的温情故事。河东人李文，曾与张汤有过交情，后来李文升为御史中丞，心中却对张汤产生了怨恨。他多次寻找机会，想要从文书事务中找出可以伤害张汤的把柄，但终究未能如愿。而张汤这边，却有一位他深爱的史官鲁谒居。鲁谒居深知张汤与李文之间的不和，便暗中派人上告李文的奸事，使李文因此下狱。张汤接手此案后，公正审理，最终判李文死刑。然而，张汤心中明白，这一切都是鲁谒居为了他而做的。就在鲁谒居因病卧倒在乡间主人家中时，张汤亲自前往探望。他不仅带来了慰问与关怀，更亲手为鲁谒居摩足。这一举动，不仅体现了张汤对鲁谒居的深深感激之情，更从侧面反映出，在古代，足疗可能已经被视作一种能够缓解生理病痛、舒缓精神压力的有效方法。张汤的"摩足"之举，无疑为我们揭示了足疗在古代社会的实际应用与价值。

宋人袁枢在《通鉴纪事本末》的"高帝灭楚"卷中，亦提及了刘邦"倨榻洗足"的故事，但当时的来访者并非郦食其，而是前来归顺的九江王英布。这一记载与《史记》相互印证，进一步丰富了我们对古代足疗的认识。在那个群雄争霸、战火纷飞的年代，刘邦能在紧张的军事活动中，抽空命人为自己"洗足"，这背后蕴含着深层的意义。首先，足疗作为一种养生方法，能够帮助刘邦放松身心、维持健康，从而以更加饱满的精神状态投入到接下来的残酷战斗中去。其次，通过足疗，刘邦或许能够舒缓紧张的情绪，缓解战争带来的压力，使自己保持冷静和理智。此外，足疗还可能对刘邦的决策产生积极影响，使他在面对复杂局势时能够做出更加明智的选择。据此可以说，刘邦的"洗足"之举不仅是一种个人养生行为，更是一种具有战略意义的智慧体现。它告诉我们，在古代战争中，保持身心健康、维持充沛精力对于取得胜利至关重要。同时，这也为我们提供了一个独特的视角，来审视和理解古代足疗在历史文化中的地位和价值。我们可以发现：足疗在古代已经得到了广泛的应用和认可。它不仅是人们日常生活中的一种养生方法，更是战争年代中维持身心健康、保持战斗力的有效手段。因此，我们应该进一步加强对古代足疗的研究和传承，以期在现代社会中发挥其更大的作用和价值。

在古人的观念中，身体的接触往往承载着深厚的文化内涵，而"摩足"这样的举动，在多数场合下被视为一种低贱的行为。这不仅仅是对身体的触碰，更是对身份与地位的象征性贬低。宋代文人魏了翁在其著作《知耻斋记》中，便以"摩足"等行为作为最低贱的象征，他写道："其最下则拂须、摩足，舐痔、尝粪又饮溺之极无以议。"这样的描述，无疑为"摩足"一词赋予了贬低的意味。

正因如此，在古代文献，特别是史籍之中，"摩足"一类的词语多以比喻义出现，而非其字面的意思。唐人许嵩的《建康实录》中，记载了一段南朝梁时期的英勇事迹。当时，王僧辩与陈霸先联手讨伐叛臣侯景，其誓师词中慷慨激昂地提到："臣僧辩、霸先，荷湘东王泣血之寄、摩足之恩，抽肠沥胆，誓诛奸逆！"这里的"摩足之恩"，实际上是一种比喻，用以形容湘东王对他们的深厚恩情与信任，是褒义的使用。

然而，并非所有的"摩足"都带有褒义。在叙述宋代历史的《靖康要录》中，也有关于"摩足"的描述："刘佴者系蔡攸心腹之人，抚背摩足，无所不至，奸谋诡计多自出。"这里的"摩足"则带有明显的贬义，用以形容刘佴者对于蔡攸的过分亲近与奉承，暗示其奸诈之心。

尽管"摩足"在古代文献中多以比喻义出现，但我们必须意识到，足疗作为一种实际的保健行为，其现实功用是不可忽视的。在古代，尽管人们对于身体的接触有着严格的界限与观念，但足疗的保健效果却是不可忽视的。因此，我们依然可以在诸多典籍中发现与足疗相关的记载，甚至是一些有声有色的故事。这些故事不仅展现了古人对于足疗的认可与重视，也为我们今天理解足疗的历史与文化内涵提供了宝贵的线索。综上所述，尽管"摩足"在古代文献中常以比喻义出现，且多带有贬低的意味，但足疗作为一种实际的保健行为，其历史与文化内涵却是丰富而深远的。通过对古代文献的梳理与分析，我们可以更加深入地理解足疗在古代社会中的地位与作用，进而为今天的足疗研究与实践提供有益的借鉴与启示。

第二节 古代医籍里的足疗

在古代医籍中，关于"足疗"的记述也颇为丰富。这些珍贵的文字不仅为我们揭示了古代医学对于足部保健的深刻认识，更展现了足疗在古代治疗实践中的广泛应用。

隋朝医家巢元方的《巢氏诸病源候论》载有足部疾病的疗法。其中提到："脚趾间生疮，或因久坐，或履履温暖之故。若脱履著屐，以冷水洗足，则疮疾可愈。"这里明确指出了冷水洗足对于治疗脚趾间生疮的疗效。《巢氏诸病源候论》还言："井华水和粉洗足，可防恶疮之患。"井华水，乃清晨初汲之井水，其性清凉，用以和粉洗足，可预防足部恶疮之疾。

唐代医家王焘的《外台秘要方》中，则记载了针对晕厥患者的足疗方法。书中写道："若有患者，四肢摊开，大小便失禁，可取马尿一升，水三斗，共煮之，取二斗以洗足，可醒神回阳。"这种方法虽看似奇特，却蕴含着古代医家对于足疗的深刻理解和独特智慧。

明代医家朱橚的《普济方》中，亦有关于小儿足部疾病的足疗记载。其言："小儿冷脚，或痒或痛，或成疮者，可取小麦半升，稻草三把，用醋一升，水二升，同煎至二升，去滓放温洗足，夜间频洗效果尤佳。"这里详细描述了足疗的配方和用法，足见当时医家对于足疗的重视程度。

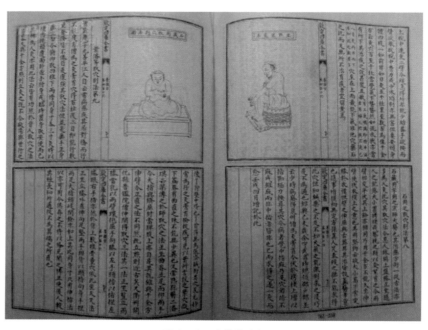

图4-2 《普济方》

此外，明代文人罗洪先的《圭峰集》中有如是记载："阖扇张帘，蕴火床下，熨脐摩足达旦。"这里虽然并未直接提及足疗的疗效，但"摩足"一词的出现，无疑为我们提供了古代足疗在日常生活中的应用实例。

在清人魏之琇的《续名医类案》中，尹蓬头的一则传奇故事被生动地记录下来，展现了古代医者独特的治病方式与深邃的医学智慧。故事中的主人公是一位贵人的千金，她身患重病，形容憔悴，病情之严重令众多医者束手无策，无药可医。然而，这位千金的母亲对她钟爱有加，无法割舍，于是偶然间邀请了尹蓬头前来诊治。尹蓬头经过一番仔细的观察与诊断后，断定这位千金体内有痨虫作祟，尚可医治。当被问及所需何药时，他却语出惊人："药力不能治，只消与我同宿一夜便好也。"此言一出，立刻引起了千金的父母的强烈反感与愤怒。他们怎能容忍公侯家女与道士同宿呢？然而，在母亲的坚持与恳求下，他们最终同意了尹蓬头的治疗方案。于是，尹蓬头吩咐人用纸糊了一间小室，不留任何孔洞，室内仅设一榻，不设屏障。他让千金脱去衣物，用手摩其足心至极热，如火般温暖直达女阴户。随后，尹蓬头与千金东西而睡，并告诫她："喉中有虫出，可急叫我。"千金心中忐忑不安，整夜无法合眼，而尹蓬头则鼻息如雷，酣然入睡。天将破晓时，千金突然惊呼虫从口中飞出。尹蓬头闻言四顾寻觅，却不见虫影，他叹息道："虫从何处钻去？不能除根，定要害一人也。"原来，乳母因不放心而偷偷开了一孔窥视，结果虫从千金口中飞出，已钻入乳母之腹。天明后，千金的父母前来探望，发现女儿的脸色已有了明显的变化。尹蓬头见状大笑而去，留下了一屋子的惊讶与疑惑。数月后，当千金即将择婿之际，乳母却因病去世。这一传奇故事不仅展现了尹蓬头非凡的医术与胆识，也让我们对古代医者独特的治病方式有了更深刻的认识。

《陕西通志》第六十二卷中深藏着一篇感人至深的"孝义篇"，其中详细记载了清人王凝祚的孝行事迹。王凝祚，这位来自蒲城的青年，自幼便展现出了非凡的孝道和纯良天性。他的父亲王汝璜，在明末时期担任河南息县的县丞，然而命运多舛，他在任上不幸离世，因道路阻隔，遗体无法及时运回家乡安葬。顺治初年，王凝祚怀揣着对父亲的深深思念，毅然辞别母亲，踏上了东行的道路。他决心要将父亲的遗骸带回故土，使其得以安息。然而，路途遥远，艰难险阻重重，当他行至潼关时，因长途跋涉，双脚已磨出厚厚的茧子，疼痛难忍，无法继续前行。无奈之下，他只能在旅舍中暂作歇息。夜幕降临，万籁俱寂。在梦中，王凝祚见到一位慈祥的老人。老人轻轻地摩挲着他的双脚，仿佛有一股暖流涌入心田，瞬间缓解了脚上的疼痛。他醒来后，惊喜地发现双脚竟然奇迹般痊愈了，疲惫之感也一扫而空。王凝祚深知这是上天的眷顾，于是他立刻起身，星夜兼程地赶往息县。经过一路的艰辛跋涉，他终于抵达了目的地，将父亲的遗骸背负在肩，踏上了归乡之路。最终，他成功地将父亲的遗体运回蒲城，并举行了隆重的葬礼，使父亲得以安息于故土之中。王凝祚的孝行感天动地，不仅体现了他对父亲的深厚感情，更展现出了中华民族尊老爱幼、孝顺父母的美德。他的故事在《陕西通志》中流传至今，成为孝义篇中的一

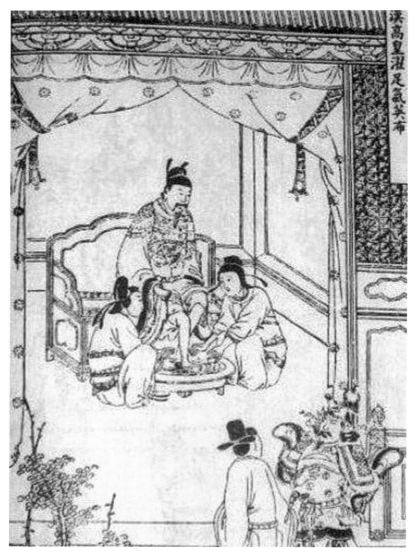 篇佳话，激励着后人传承和发扬中华民族的传统美德。

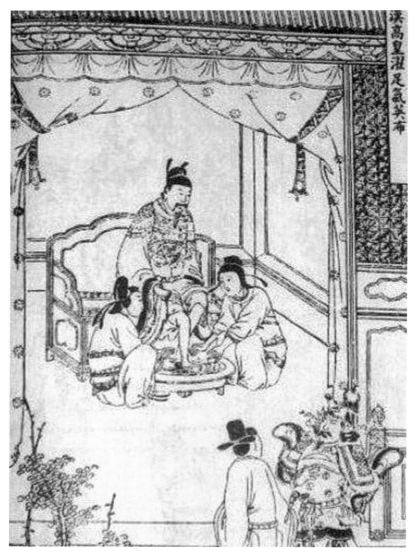

图4-3 "摩足"

值得一提的是，现代的药物浴足保健法与古代足疗方法有着诸多相似之处，这无疑是对古代足疗智慧的继承和发展。古人通过实践积累的经验，为我们今天的足疗保健提供了宝贵的借鉴。古人的"摩足"具有医治疾病的功效，而今天的足部按摩同样起着保健、治病的作用。有过足部按摩经历的人或多或少都知道，它具有较为繁复的程序和相应的功效。所以，从这个意义上说，今天的足部按摩很可能是对古人"摩足"实践的科学化、系统化的发展。

总之，古代医书中关于足疗的记载丰富多彩，这些记载不仅为我们揭示了古代医学对于足部保健的深刻认识，更为我们今天的足疗研究与实践提供了宝贵的借鉴和启示。通过深入挖掘这些古代文献，我们可以更好地理解和传承古人的智慧，为现代人的健康事业贡献力量。

第三节　马王堆足疗理论与技术的传播与影响

足疗作为一种古老而有效的治疗方法，早在唐代就开始传到国外，被称为"足心道"疗法。随着足疗理论的不断深化与实践的广泛应用，其在全球范围内的影响力也在不断扩大。当前，足疗不仅在国内的中医诊所和保健机构中得到了广泛应用，还逐渐走进了国外人们的日常生活。越来越多的人开始认识到足疗的保健价值，将其作为一种健康的生活方式加以实践。

一、足疗的海内外传播与应用

上世纪初，足部按摩这一古老的疗法通过欧美在中国的教会及其所属医疗机构开始传入西方，并很快在西方世界获得了迅猛的发展。这一趋势不仅推动了足部按摩在西方社会的普及，也促使各类足部按摩的专著如雨后春笋般纷纷问世。

20世纪初，美国医生威廉·菲茨杰拉德以现代医学方法研究整理足部反射疗法，于1917年发表了《区域疗法》（Zone Therapy）一书。1938年，美国著名的印古哈姆女士撰写并出版了《足的故事》，该书深入浅出地介绍了足部按摩的原理与技巧，为后来的足反射疗法奠定了坚实的基础。印古哈姆女士的这部作品，不仅为足部按摩在西方世界的推广普及起到了重要的推动作用，也为后来的研究者提供了宝贵的参考资料。随着时间的推移，足部按摩的理论与实践不断得到深化和发展。1975年，瑞士的玛鲁卡多女士出版了一部名为《足反射疗法》的专著。在这部作品中，玛鲁卡多女士详细阐述了足部反射区的分布及其与全身各器官的联系，并首次确定了足部反射图。该书一经出版，便受到了广大读者的热烈欢迎，印数迅速超过了 10 万册，成为足部按摩领域的经典之作。

随着足部按摩在全球范围内的普及与发展，其医学价值也逐渐得到了现代医学界的认可。1985 年，英国现代医学会正式将足部推拿法定为现代医学的一部分，并将其命名为"足部反射区疗法"。这一举措标志着足部按摩正式融入现代医学体系，成为一种科学、有效的治疗方法。此后，足部按摩在全球范围内的发展更加迅速。1989 年，在美国加州召开的"足反射疗法会议"上，与会专家一致肯定了足反射疗法在防病治病方面的显著疗效。这一肯定不仅进一步推动了足部按摩在全球范围内的普及与应用，也为足部按摩在未来的发展奠定了坚实的基础。

与此同时，足部按摩也在亚洲地区得到了广泛的传播与发展。1982 年，我国台湾地区的陈氏兄弟在台北创立了"国际若石健康法研究会"，并在随后的几年里，在数十个国家和地区相继成立了分会。值得一提的是，该研究会所师承的瑞士籍人吴若石神父所译的《未来的健康法》，实际上就是译自玛鲁卡多女士的《足反射疗法》。这部译著的出版，为足部按摩在亚洲地区的传播与发展注入了新的活力。

1990 年，在日本东京举行的"若石健康法"世界学术研讨大会上，来自世界各地的足部按摩专家齐聚一堂，共同探讨了足部按摩疗法的最新研究成果与发展趋势。这次大会不仅进一步推广了足部按摩疗法，也为全球范围内的足部按摩研究与交流搭建了一个更加广阔的平台。

二、足疗的中外交流与发展

自 20 世纪 70 年代末中国实行改革开放政策以来，随着国门大开，外界丰富多样的足部按摩疗法资料与专著纷纷涌入国内。这些体系完善、技法实用的知识犹如墙外盛开的香花，终于回到了它们的故乡，引起了社会各界的广泛关注。为了普及和推广这一简便易学、效果显著且无副作用的保健疗法，各地纷纷举办各种类型的培训班，将足部按摩的智慧传播给更多的人。

1990 年 12 月 24 日，卫生部正式批复同意成立中国足部反射区健康法研究会，明确指出："足部反射区健康法是一种简便易行、效果显著且无副作用的自我保健方法，对于中、老年人来说，更具有现实意义。"这一决策，不仅肯定了足部按摩在医疗保健领域的重要地位，也为其在国内的普及与发展奠定了坚实的基础。1991年，在北京这座古老而又充满活力的城市，中国足部反射区健康法研究会正式成立。这一机构的成立，有力地推动了足部按摩的普及和发展，使更多的人能够享受到这一古老疗法带来的健康益处。

1994年，中国足疗之父杨茗茗老师出版发行了《若石健康法——足部反射区保健按摩实用手册》三种版本和教学录像带。1997年，杨茗茗老师组织起草了《足部按摩师国家标准》《国家职业资格培训鉴定教材》以及试题和考核办法。同年，在泉城济南解放桥诞生了第一家专业足体保健店——良子足疗，1998年7月，富侨足疗保健在重庆九龙坡毛线沟创立；从此，足疗保健行业的两大连锁品牌绽放神州大地。2007年6月22日，华夏良子德国巴特基辛根店正式开业，它的成功建立标志着中国足疗走向世界。

如今，足部按摩以其独特的医疗保健作用，正引起全世界的广泛重视和关注。无论是国内还是国外，都在深入开展这方面的研究工作，探索足部按摩在医疗保健领域的更多可能性。我们坚信，中国古老的足部按摩疗法，将在充满希望和挑战的21世纪，为人类的医疗保健事业做出更大的贡献，绽放出更加璀璨的光芒。

俗话说"千里之行，始于足下"，这句古老的谚语深刻地揭示了"足"在人生旅程中的关键地位。足，这一人体的重要部分，不仅承载着我们的行走之责，更在中华文化的历史长河中，被赋予了丰富的象征意义。谈及"足"字，我们不禁要回溯到古老的《说文解字》。在这部古代字书中，对"足"字有着详尽的解释："人之足也，在体下，从口止。"这里的"足"字，是由"口"和"止"两个部首组成的会意字，寓意深远。清代学者段玉裁对此有着独到的见解，他注解道："口，犹人也。举口以包足已上者也。"这一解释，不仅揭示了"足"与人体的紧密联系，更在某种程度上，暗示了足在人体中的基础性地位。而对于"止"字的解释，《说文解字》则云："下基也，象草木出有址，故口止为足。"这里的

"止"，被赋予了"下基"的含义，象征着稳固与支撑。正如草木之根，深深扎根于土壤，为整株植物提供养分与支撑；足，亦如人体的根基，承载着我们的行走与站立，为身体的各项活动提供稳定的支撑。可见，早在我们的祖先眼中，"足"便对人体具有不可或缺的基础作用。足的健康与舒适，直接影响到我们的行走姿态与生活质量。因此，我们应当格外珍视并呵护好自己的"双足"，为人生的"千里之行"打下坚实的基础。在马王堆医学足疗理论中，对足部的重视与呵护更是体现得淋漓尽致。这一古

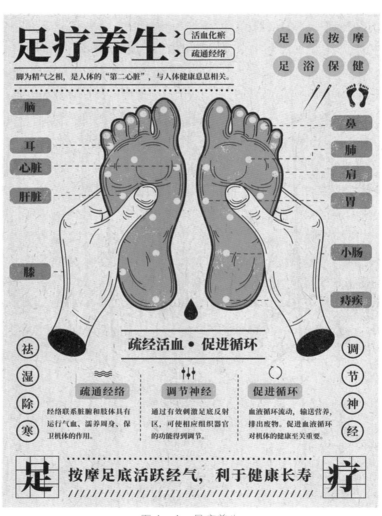

图 4 - 4　足疗养生

老的医学体系，深入研究了足部与人体各脏腑器官之间的密切联系，认为通过按摩、推拿等手法作用于足部特定区域，可以疏通经络、调和气血、平衡阴阳，从而达到治疗疾病、保健养生的目的。

这种足疗理念，不仅是对"千里之行，始于足下"这一古老智慧的传承与发扬，更是对足部重要性的深刻认识与尊重。它提醒我们，在追求人生目标的道路上，不仅要关注目标与方向，更要关注脚下的每一步。只有脚踏实地、步步为营，我们才能走得更远、更稳。因此，让我们在人生的旅途中，不忘呵护自己的"双足"，用心感受每一步的踏实与坚定。同时，也让我们借鉴马王堆医学足疗理论的智慧，通过科学的足部保健方法，为身体的健康与长寿打下坚实的基础。足疗作为中国古代医学的瑰宝，其历史源远流长，文化底蕴深厚。虽然曾一度受到封建社会的束缚和阻碍，但随着时代的进步和医学的发展，足疗正逐渐得到重新的认识和重视。我们有理由相信，在未来的日子里，足疗这一古老而智慧的疗法将继续发扬光大，为更多人的健康带来福祉。

综上所述，马王堆足疗的相关学术研究与发展在学术界和实践领域都取得了显著的成果。它不仅为我们深入理解足疗的学术价值提供了有力的支持，也为足疗的广泛应用和未来发展奠定了坚实的基础。总之，足疗作为传统医学的重要组成部分，以其独特的疗效和简便易行的特点，在现代社会中焕发出了新的生机与活力。它不仅是我国医学文化的瑰宝，更是人类健康事业的重要组成部分。我们应该珍视这一宝贵的文化遗产，将其发扬光大，为更多人的健康福祉做出贡献。

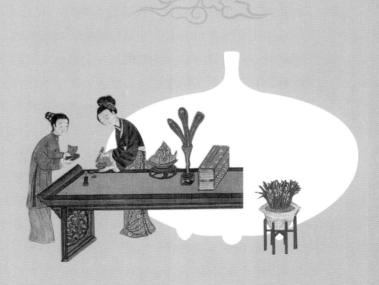

第五章 马王堆足疗学术的创造性 转化与创新性发展

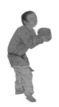

正如前述，马王堆足疗学术思想源自我国西汉养生理念。汉墓出土的《脉法》记载："气也者，利下而害上，从暖而去清焉。故圣人寒头而暖足。治病取有余而益不足也。""寒头而暖足"可看作是马王堆足疗重要的养生治疗理念，主张通过保持头部清凉、足部温暖以平衡体内阳气的分布和运行，旨在维护身体健康。

在马王堆出土医书中，有着较为丰富的足疗方剂、推拿方法等记载，马王堆出土文物中也有着一些足疗药物、器皿实物，为中华民族记载了两千年前就有着兼具深厚理论功底与显著临床实效的古代足疗理论。马王堆足疗将独具祖国医学特色的经脉学说与先秦中医理论中的药理病理阐释进行了融合式凝练，为新时代中医药事业的现代化发展，尤其是足疗、制药等产业的高质量发展提供了弥足珍贵的先秦秦汉足疗文化一手资料。马王堆足疗等反映古代科学技术水平的文化遗产，是中华优秀传统文化的源头活水，有必要探析推动其创造性转化与创新性发展。作为融合了中国古代医学理论与实践经验的传统疗法，马王堆足疗学术思想是中医药学中的一项汲取千年智慧的宝贵遗产。近年来，马王堆足疗学术思想历经千年传承与创新，取得了显著发展。当前，足疗学术思想深深植根于中医经络学说和脏腑理论，同时还融合了现代医学理念和个体化治疗原则的综合性健康管理体系，为人们提供了一种全新的健康生活理念和健康管理方式。新时代积极推动马王堆足疗学术思想的创新发展，能够让传统医学焕发出新的活力与光彩，进而使马王堆医学文化真正活起来。

第一节　马王堆足疗学术创造性转化的意义与思路

新时代推动马王堆足疗学术思想的创造性转化，是一个融合传统与现代、理论与实践、个性化与综合性的创新发展过程，能够为人们的健康管理和生活质量提升做出积极贡献。

马王堆足疗学术思想的创造性转化体现在多个方面。首先，这种转化融合了传统中医理论与现代科技，使得足疗不再仅仅依赖于传统的按摩手法，而是引入了先进的仪器设备来辅助诊断和治疗。例如，通过使用专业的足部按摩仪器，可以更精确地刺激足部穴位，提高治疗效果。其次，足疗学术思想的创造性转化还体现在服务模式的创新上。现代足疗服务不再局限于单一的按摩治疗，而是结合了中药泡脚、热敷、精油按摩等多种方法，形成了一套综合性的服务模式。这种模式不仅丰富了足疗的内容，还提高了服务的针对性和实效性。此外，足疗学术思想的创造性转化还表现在对传统中医理论的深入挖掘和拓展上。通过对中医经络学说、脏腑理论等的深入研究，现代足疗学术思想更加注重个体化治疗，因人而异，因病而异，制定个性化的治疗方案，以达到最佳的治疗效果。最后，这种创造性转化还推动了足疗行业的创新发展。随着人们对健康的重视和对生活品质的追求，足疗市场需求日益增大。足疗学术思想的创造性转化为足疗行业提供了新的发展机遇，使得这个行业得以持续繁荣发展。

一、新时代推动马王堆足疗学术创造性转化的重大意义

中医药学不仅是医学的一种，更是包含深刻哲学思想、千年健康养生理念和实践经验的文化资源，它是我们打开中华文明宝库的关键。在"十四五"规划期间，中医药文化弘扬工程被列为重点项目，旨在通过实施这一工程，聚焦推动中医药文化的创新性转化，积极营造一个全社会保护、传播、弘扬中医药的良好局面。让中医药文化成为人们促进健康的自觉选择，不仅可以增强民族自信和文化自信，还对推动健康中国的建设、促进

中医药事业的振兴发展以及推进不同文明交流互鉴具有深远的意义。在这样的文化背景下，马王堆足疗作为中医药治疗技术的重要组成部分，其学术理念和实践经验也应该得到更广泛的关注和发展。将马王堆足疗的传统智慧与现代科技相结合，致力于其创新性发展，不仅是对传统治疗方法的一种尊重和继承，同时也是对中医药文化传承的一种扩展和深化。通过不断探索和实践新的治疗方法、融合现代技术来提高治疗效果和服务质量，马王堆足疗可以成为连接古今、中西医学的桥梁，为促进全社会健康做出更大的贡献。

因此，马王堆足疗在中医药文化创造性转化和创新性发展中担当着重要角色，新时代推动马王堆足疗学术创造性转化具有重要意义。

其一，马王堆足疗学术创造性转化助力增强民族自信与文化自信。

当代社会，随着科技的快速发展和全球化的步伐加快，中华民族面临着前所未有的机遇与挑战。在这样的大背景下，挖掘并利用好马王堆足疗的独特价值，不单能够为现代医学提供新的视角和方法，更能够极大地增强民族自信与文化自信。

首先，马王堆足疗的创造性转化是对其科学性与独特性的一次现代审视。通过对马王堆足疗原理的深入研究，运用现代生物医学、生物物理学、生物化学等多学科的研究手段进行验证和解析，不仅能让这一古老疗法在科学的阐释下得到合理的解读，还能够提升中医药的国际认知度。这种跨越时代的学术对话，不仅充分展示了马王堆足疗独到之处，也证明了中医药学不是一种迷信，而是有其独立的科学价值和理论体系。

其次，马王堆足疗的现代化实践是中医学理论现实价值的最佳体现。随着现代化进程的推进，人们对健康的关注日益增加，马王堆足疗因其调和人体阴阳、促进气血循环等特点，逐渐受到重视。将马王堆足疗与现代医学手段如物理治疗、康复治疗相结合，能够在一定程度上提高治疗效果，更是验证了中医理论在现代社会应用的广泛性和有效性。

再者，马王堆足疗作为中医药文化的一个重要组成部分，它的发展与创新直接关联到中华文化的传承与发扬。随着人们健康意识的增强，越来越多的人开始关注和尝试中医药，尤其是在全球化的今天，中医药正逐步受到世界各国的认可和欢迎。马王堆足疗的创新式发展，不仅为继承传统医学文化提供了更多可能，也在国际舞台上展示了中华文化的博大精深和包容性，激发了民族的自豪感和自信心。

此外，将马王堆足疗推向国际，不仅能够促进中外文明的交流与互鉴，更能提升我国文化软实力。以马王堆足疗为例，当代的发展，已经不再是单一的民族医学，而是向着一门集传统与现代、东方与西方于一体的综合医学发展。这种跨文化、跨学科的整合，能够为世界医学发展贡献马王堆足疗的创造性转化和创新性发展，不仅是中华民族传统医学宝库中的璀璨明珠，更是展现中医药文化魅力和生命力的重要途径。这一古老疗法通过与现代医学技术的交融，不仅能够让我们重新审视和发现其背后所蕴含的深邃医学原理和方法，还能让这一传统技艺在新时代里焕发出新的光芒，成为展现中医药国际影响力的重要载体。

深入研究马王堆足疗的理论和实践，可以使传统疗法更加系统化、标准化，这不仅有利于拓展治疗的效果和临床应用的广度，也有助于将其推向更广的国际舞台。当中医药学的独特理念和技术受到世界范围内的认可与尊重时，无疑会增强整个民族对于传统文化的自信，进一步坚定文化自信的基石。

习近平总书记指出："文化自信是一个国家、一个民族发展中最基本、最深沉、最持久的力量。"当代中国正处在实现中华民族伟大复兴的关键阶段，马王堆足疗的现代化和国际化不仅是卫生健康领域中的必要任务，也是民族文化自信的体现。在推动健康中国建设的过程中，马王堆足疗的创新性发展不但注重传统技艺的传承和保护，更强调科学技术和现代生活方式的融合，使得这一中医药技术更加符合当代社会的健康需求。

此外，马王堆足疗的学术创新不仅有助于中医药理论与实践的发展，还能够在全球医学领域中提供一种独特的视角和方法论。中医药学强调整体观和动态平衡，这种独特的治疗理念与西方医学的定位精准、剂量可控形成了互补，能够引领一种全新的医学模式，促进不同医学体系的交流与融合，为全人类的健康事业做出贡献。

在文化多样性的全球背景下，马王堆足疗的创造性转化同样对于促进不同文明之间的交流具有重要意义。中医药作为中华文明独特的文化符号，通过马王堆足疗的传播，可以增进世界对中国文化的了解，提高中华文化的国际影响力，促进不同文明之间的互相学习与借鉴。

综上所述，马王堆足疗的学术创造性转化，在新时代中具有重要的文化意义和实践价值。它不仅能够体现和发扬中医药学的内在科学性和实践智慧，而且有助于提升全社会对于中华传统文化的认识和自信，是建设健康中国和维护民族文化遗产的关键。通过推进其现代化发展，我们不但能够保护和传承这一古老的疗法，还能将中华医学理论的精粹展现给世界，为人类健康的未来探索新的路径。马王堆足疗，作为中医药学中的一笔珍贵资产，承载着中国古代医学的智慧与实践，它的传承和发展不仅是对历史的尊重，也是对未来的贡献。在新时代的背景下，对马王堆足疗进行学术创造性转化，对于增强中华民族的文化自信和民族自信，具有尤为重要的意义。

其二，马王堆足疗学术创造性转化有益于满足人民日益增长的健康养生需求。

在当今社会，随着人们生活水平的提高和健康观念的变化，对于健康养生的需求也日益增长。马王堆足疗不仅承载了中国传统医学的深厚文化底蕴，也因其显著的实践效果而被广泛认可和应用。马王堆足疗通过特殊技法刺激足部反射区，调整全身器官功能，预防和治疗各类疾病，为人们提供了一种既简便又有效的健康养生方式。

中医药学历经数千年的演变和发展，积累了丰富的理论知识和实践经验，形成了一套独特且系统的健康养生理念与方法。这些理论和方法以"天人相应""阴平阳秘"等原则为核心，倡导"春夏养阳、秋冬养阴""清静养神、立志养德"等养生理念，提供了包括针灸、推拿及马王堆足疗在内的多种健康养生方式。这些传统的养生方式不仅有助于维护和提升人们的生活品质，也为现代社会提供了宝贵的健康管理资源。

当前，"健康中国战略"的提出与实施，强调了预防为主、倡导健康生活方式的理念，与中医药的健康养生文化高度契合。在这样的背景下，我们应该抓住时代赋予的机遇，进一步推动中医药文化的创新与发展，使马王堆足疗及其他中医药健康养生理念更加深入地融入人们的日常生活中。为实现这一目标，首先需要加强中医药文化的普及教育。通过媒体、公共讲座、社区活动等多种形式，普及中医药知识，提升公众对中医药健康养生文化的认识和理解，从而增强人们利用传统中医药方法进行自我保健的意识和能力。其次，应加大对中医药特别是马王堆足疗等传统养生方法的科学研究和创新。利用现代科技手段，对这些传统方法进行深入研究，探索其科学机制，优化和创新养生技术和服务模式，提高其科学性和实用性，使之更加符合现代人的健康需求。同时，还需要构建覆盖全民的中医药健康服务体系。通过将中医药服务纳入基层医疗卫生服务体系，加强对基层医疗机构中医药服务能力的建设，让中医药服务更加便利和普及，实现全方位、全生命周期的中医预防保健服务，满足人民群众对健康养生的广泛需求。最后，需要倡导和推广健康生活方式。结合中医药的健康养生理念，引导公众树立正确的健康观念，倡导合理饮食、适度运动、良好的生活习惯和心态，从而形成良好的社会氛围，为全民健康提供有力支撑。

总之，在新的历史时期，通过学术创造性转化和实践创新，使马王堆足疗等中医药健康养生理念更好地为人民服务，不仅是对传统中医药文化的传承与发展，更是对满足人民日益增长的健康养生需求的有力回应。通过共同努力，我们有理由相信，中医药健康养生文化必将在促进人民健康、实现健康中国目标中发挥更加重要的作用。

其三，马王堆足疗学术创造性转化助力中医药事业振兴发展。

在当今社会，健康已经成为人们最为关注的问题之一，中医药作为中国传统文化的重要组成部分，以其独特的治疗理念和方法受到越来越多人的认可和青睐。马王堆足疗，作为中医药众多治疗方式中的一种，承载着深厚的历史文化底蕴，其独特的治疗效果对于促进现代人的身心健康具有重要的意义。

事实上，中医足疗是中医学的一种重要技术，也是一种历史悠久、效果显著的治疗方法。这种方法依据中医理论，针对患者足部的特殊穴位或反射区施以特定手法和药物应用，从而达到预防和治疗疾病的目的。现代研究表明，在处理慢性疾病方面，只要坚持长期治疗，往往可以取得显著的效果。对于某些急性疾病所引起的疼痛，该方法能起到迅速缓解的作用。另外，对于一些现代医学难以治疗或无特效方法的疾病，中医足疗法也是常用的辅助治疗方法，在临床上应用广泛（图5-1）。

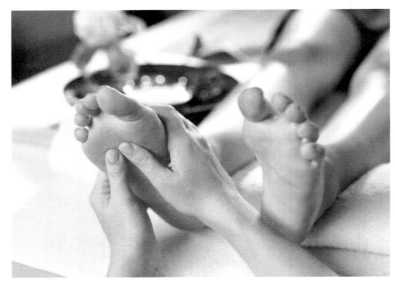

图 5 - 1 中医足疗示意图

随着科技的不断进步和社会的发展，传统的中医足疗技术也面临着转型升级的需求。马王堆足疗的创新性转化不仅是对传统技术的继承和发展，更是对其现代应用价值的拓展。通过对马王堆足疗的现代科技改造和文化创新，可以更好地满足现代社会的健康需求，推动中医药事业的振兴发展。

首先，马王堆足疗的创新性转化需要结合现代生活方式和消费者偏好，探索出更加多样化和个性化的服务模式。例如，针对都市白领、老年人、运动员等不同群体，提出符合他们需求的足疗方案，从而吸引更多的消费者体验和认可中医足疗的独特魅力。其次，马王堆足疗的文化内涵也需要进行深度挖掘和创新性展示。通过组织系列文化活动、开设专题讲座、出版相关书籍、制作纪录片等方式，讲述马王堆足疗背后的历史故事与科学原理，增强人们对中医足疗文化的认同感和归属感，让更多的人了解和接受中医药文化。此外，利用互联网、大数据、人工智能等前沿技术，对马王堆足疗的服务流程和治疗方法进行数字化改造，提高服务效率和治疗精准度。例如，通过大数据分析用户的健康状况和需求，为其推荐个性化的足疗方案；利用人工智能技术，实现在线预约、远程诊疗等服务，使得中医足疗服务更加便捷、高效。同时，推动马王堆足疗与养老、旅游、体育、教育等相关产业的跨界合作，打造综合性的健康服务平台。例如，在旅游景区、社区养老中心开设专门的足疗服务区，将足疗服务与旅游观光、养老护理等功能相结合，为消费者提供更加丰富多元的健康生活体验。最后，加大对马王堆足疗技术研发和人才培养的投入，不断提升足疗服务的专业水平。通过建立足疗技术研究中心、举办足疗技能竞赛、开展足疗师培训课程等措施，吸引更多的优秀人才投身于马王堆足疗行业，推动中医足疗技术的创新和发展。

总之，马王堆足疗的创造性转化是一个系统工程，需要政府、行业协会、企业及社会各界共同参与和努力，通过创新驱动和文化传播，将传统的中医足疗技术转化为现代社会的健康服务新模式，为中医药事业的振兴发展贡献力量。

二、新时代推动马王堆足疗学术创造性转化的基本路径

在新时代的背景下，推动马王堆足疗学术创造性转化面临着前所未有的机遇和挑战。要实现这一目标，需要采取多元化的策略和路径，结合现代科技和创新思维，深化对传统中医药文化的理解和运用。以下是推动马王堆足疗学术创造性转化的基本路径：

（一）加强学术研究和知识整合

加强学术研究和知识整合，对于提升马王堆足疗在当代的科学性和实用性至关重要。通过深入研究，不仅可以更准确地理解马王堆足疗的历史和文化背景，还可以科学地评价其对人体健康的影响，为中医足疗的现代化和国际化奠定坚实基础。

1. 加强学术研究

要深化对马王堆足疗的理解和应用，首先必须加强对其历史沿革、理论体系及其在不同文化和时代背景下发展变化的研究。深入挖掘和分析古代文献资料，考证马王堆足疗的起源和流变，并结合历史文化背景，探讨其在历史长河中的演进与转型，有助于我们全面把握马王堆足疗的精髓与特色。此外，通过开展与其他传统医学系统的比较研究，旨在揭示马王堆足疗在全球传统医学领域中的独特地位和价值，强化其在现代社会的应用和推广基础。

其次，针对马王堆足疗的具体操作方法、作用机理和临床应用开展一系列系统的科学研究显得尤为重要。借助现代医学技术，如功能磁共振成像对大脑活动的监测、生物化学分析技术对血液成分变化的追踪等，可以从科学的角度验证和解析足疗对人体各系统，包括神经系统、循环系统和免疫系统等的积极作用。同时，从神经科学、生物物理学等多个角度深入探讨马王堆足疗的作用机制，旨在明确其对人体健康的具体影响和益处。

这些研究工作将为马王堆足疗的现代实践提供坚实的理论依据和科学支撑，有助于其方法和理论的创新性转化，与当代社会接轨，从而更好地服务于现代人的健康生活需求。除此之外，通过科学研究揭示其深层次的作用机理和广泛的健康效益，能够提升马王堆足疗的权威性和信誉度，推动其在全球范围内的认知与应用，为人类健康和福祉做出更大贡献。

2. 重视知识整合与科技应用

在现代中医学研究领域，跨学科合作的方法被广泛认为是推动传统医学与现代医学融合发展的重要方式。通过将中医学、生物医学、健康科学等多方面的知识资源进行整合，可以构建一个多元化且互补性强的知识体系。这种跨学科的协作不仅能够促进医学理论的丰富和完善，特别是对于马王堆足疗这一古老的治疗方式，更是提供了一个新的视角和深度，使其理论和实践更加系统化和科学化。同时，这种合作方式还有助于中医与西医之间的相互理解和交流，推动两者在理念和方法上的融合，从而提高中医足疗的科学性和有效性，使其更好地服务于人类健康。

此外，随着信息技术的快速发展，大数据分析和人工智能已经成为医学研究和健康管理的重要工具。利用这些现代科技手段对马王堆足疗的健康效益进行系统化的评估和验证，可以显著提升研究的效率和准确性。例如，通过收集和分析涵盖广泛人群的足疗健康数据，不仅能够揭示足疗在预防和治疗特定疾病方面的效果，还能发现其对改善个体健康状态的影响规律。基于这些数据分析结果，可以构建科学严谨的足疗健康效益评价模型，为公众提供更加可信赖的足疗选择依据。这些科学的评估结果，既能够提升马王堆足疗在学术领域内的地位，也能够增强公众对于足疗实践的信任和接受度，从而推动马王堆足疗在现代社会中的广泛应用和发展（图5-2）。

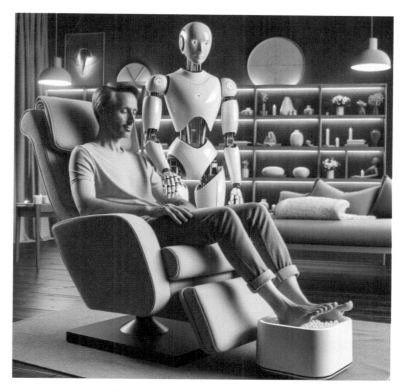

图 5 - 2　马王堆足疗智能化示意图

综上所述，加强对马王堆足疗的学术研究和知识整合，是推动足疗科学发展、提高其公众认可度的关键。通过学术研究深化对足疗的理解和认知，利用跨学科合作和现代科技手段验证其健康效益，可以有效推动中医足疗的创新发展和广泛应用，使之更好地服务于人们的健康生活。

（二）培育专业人才

为了推广和发展马王堆足疗，培育专业人才是一个至关重要的环节。针对这一需求，中医药院校和专业培训机构需要在课程设置上进行创新，同时，持续的教育和技能提升也是保持行业竞争力的关键。通过这些措施，可以确保中医足疗的专业性和服务质量，进一步促进马王堆足疗在现代社会的应用和发展。

1. 专门的课程设置

在当前中医药教育和专业培训领域，应专门设置马王堆足疗课程，旨在深入探索和传承这一古老而独特的治疗方法。这类课程的设计和提供不仅应当全面覆盖马王堆足疗的历史沿革、理论基础和关键实践技巧，更应当扩展至其在现代医学背景下的应用、科学研究方法，以及与现代治疗理念和其他传统及非传统治疗方法的融合应用。这样的课程设置，旨在培育出具有深厚中医药文化底蕴和现代科学素养的新一代中医药人才，使他们能够在未来的职业生涯中更好地推广和应用马王堆足疗技术，为现代医疗服务贡献力量。

为提高课程的教学效果和学生的学习效率，采用现代教育技术变得尤为重要。例如，通过构建虚拟实验室，可以让学生在没有物理限制的情况下进行实践操作的模拟，增强其对课程内容的理解和掌握；在线模拟训练则能提供更多实时反馈，帮助学生及时改正操作中的错误，加深学习印象；而互动学习平台能够激发学生之间的交流与讨论，促进知识的共享和传播，从而建立起一个积极、互助的学习环境。此外，将现代多媒体技术、三维动画、虚拟现实等技术融入教学过程，可以更生动形象地展示足疗操作技巧和理论知识，从而极大地提高学生的学习兴趣和课程吸引力。通过这些创新教学方法，能够有效提升马王堆足疗课程的教学质量和学习效果，进一步推动中医药文化的传承与发展。

2. 培养实践技能

在马王堆足疗文化的传承与普及过程中，除理论学习之外，着重实践操作技能的培训具有不可忽视的重要性。实际操作经验的积累对于学生掌握专业足疗技能至关重要，因此，通过建立实习基地和组织临床见习的方式，能够创造条件让学生深入参与到马王堆足疗服务的全过程。

设立实习基地，比如与当地知名的足疗中心或医疗机构合作，提供给学生一个真实的工作环境。在这里，学生可以在指导老师的监督下，亲手进行足疗操作，从而在实践中学习和掌握各项必需的技能。通过直接参与服务工作，学生不仅能学习到如何正确执行足疗技巧，还能了解到为顾客服务和沟通的重要性，为将来的职业生涯奠定坚实的基础。

此外，邀请马王堆足疗领域的资深足疗师担任导师，是另一有效增强学生实践能力的途径。这些经验丰富的足疗师可以通过定期举办的技术研讨会、工作坊，甚至是一对一指导等形式，向学生传授他们多年来积累的实战技巧和经验。这种面对面的传授方式，不仅能够使学生接触到最地道的马王堆足疗技艺，还能激发学生的学习兴趣，增强他们解决实际问题的能力。

通过以上方法，结合理论学习和实践操作的培训，可以更好地培养学生，使之将来成为能够熟练提供高质量马王堆足疗服务的专业人士，同时也为马王堆足疗文化的传承与发展贡献力量。

3. 持续教育和技能提升

对于已经在中医药行业工作的从业者而言，持续教育和技能提升培训是他们保持专业竞争力、适应行业变化的关键。特别是在马王堆足疗领域，随着人们对健康和养生意识的增强，相关技术和知识也在不断发展和更新。因此，通过组织研讨会、工作坊和进阶课程等形式，鼓励从业者系统学习最新的马王堆足疗知识和技巧，了解和掌握行业最前沿的动态和发展趋势，对于提升他们的专业能力至关重要。

此外，建立一套完善的专业认证和职业发展体系，对于激励从业者持续学习和自我提升同样重要。这不仅可以帮助从业者明确个人发展方向，而且通过获取职业资格认证，也能增加他们在行业内的竞争力和影响力。通过这种方式，可以形成一个积极主动学习、持续进步的良好氛围，鼓励更多从业者保持终身学习的态度，不断追求专业上的卓越。

为了实现这一目标，将马王堆足疗专业课程设立在中医药院校和专业培训机构中显得尤为重要。采用现代化的教育手段，如线上课程、模拟实训等，不仅可以提高教学效果，还能使学习更加灵活便捷。同时，开展持续教育和技能提升培训，为从业者提供一个平台，让他们可以不断地更新知识库、提高操作技能，以及更好地应对日益变化的市场需求。

通过这些措施，我们不仅能够培养出具备深厚理论知识和扎实实践技能的中医足疗专业人才，还能显著提升整个中医药行业的服务质量和专业水平。这将进一步推动马王堆足疗文化的科学发展和广泛应用，为社会和公众健康做出更大的贡献。

（三）创新服务模式

未来应结合互联网和智能化技术，开发线上咨询、预约、教学等服务，打造"马王堆足疗+互联网"新型服务模式，方便人们随时随地了解和体验马王堆足疗（图5-3）。

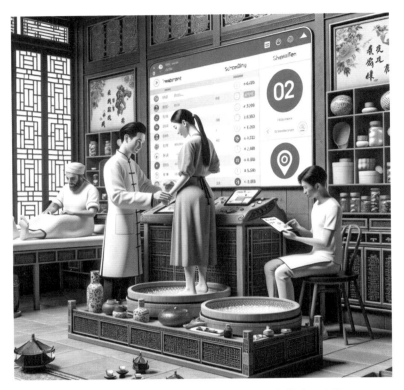

图5-3 "马王堆足疗+互联网"新型服务模式示意图

通过整合养生、旅游、文化等多元资源，推出综合性的马王堆足疗体验套餐，将足疗服务与文化体验、休闲旅游等相结合，满足人们日益增长的健康生活需求。

推动马王堆足疗服务模式的创新，有助于提升整个行业的竞争力和社会认可度。以下是一些具体实施策略：

1. 线上平台开发与智能化服务

随着科技的不断进步，将线上平台开发与智能化服务融入马王堆足疗领域成为一种创新与发展的趋势。创建线上预约与咨询平台，意味着建立一个综合性的网络平台，这个平台不仅仅局限于足疗服务的预约功能，还整合了健康咨询、教学视频展示、在线支付等多项功能。用户通过这个平台既可以方便快捷地预定自己所需的足疗服务，也能观看到专业的足疗教学视频，学习相关的健康知识，从而在享受服务的同时增加了解和认知。

利用人工智能技术，进一步提升服务的智能化和个性化水平。首先，通过引入聊天机器人，实现 24 小时不间断的在线咨询服务，无论何时用户都能快速得到响应，解答他们关于足疗或健康方面的各类问题。其次，运用大数据分析，平台能够根据用户的历史记录、喜好等信息，智能推荐最适合用户需要的足疗方案，使服务更加精准和个性化。最后，通过机器学习技术的应用，平台能不断地从用户反馈和服务过程中学习，持续优化服务流程和内容，提升整体服务质量，从而为用户提供更加优质、高效的足疗体验。这种结合了线上平台与智能化服务的模式，不仅为用户提供了极大的便利，也推动了传统足疗服务向数字化、智能化转型的进程。

2. 打造综合体验套餐

整合养生、文化与旅游资源，开发包含马王堆足疗在内的综合健康旅游产品，是一种创新型的发展模式。通过与当地旅游部门、文化机构和养生中心的紧密合作，我们可以设计出一系列富有吸引力的健康旅游套餐。例如，周末养生游可以为都市人提供一个远离喧嚣、放松身心的绝佳选择，游客不仅能享受到专业的马王堆足疗服务，还能参与瑜伽、冥想等养生活动，同时，在导游的陪同下深入了解当地悠久的历史文化；文化探秘之旅则更侧重于文化体验，游客在接受足疗养生服务的同时，还能参观当地的历史遗迹、博物馆，学习当地传统艺术，让传统足疗与丰富的文化旅游资源相互融合，为游客提供一个身心俱愈的旅行体验。

此外，定期举办以马王堆足疗为主题的文化节、健康论坛和工作坊，也是提高公众对马王堆足疗及中医文化认识和兴趣的有效途径。通过邀请知名中医专家举办讲座和示范，不仅能够传播中医足疗的科学知识和技术，还可以让参与者亲身体验足疗的魅力，从而增强公众对中医文化的认同感和归属感。同时，这些活动还能促进与会者之间的交流互动，形成一个爱好中医文化的社群，共同推动马王堆足疗及中医药文化的传承与发展。通过这些多元化的合作与活动举办，不仅丰富了当地的文化旅游内涵，还为推广中医足疗文化、提升公众健康意识做出了积极贡献。

3. 提高服务质量与顾客满意度

为了进一步提升顾客的体验质量，同时扩大马王堆足疗的市场影响力和品牌知名度，建立标准化培训系统成为一项重要的措施。通过对足疗师进行专业系统的培训，可以确保提供给每位顾客的服务都具有高度的统一性和专业性。这种培训不仅包括基础的足疗技巧，还涵盖顾客服务、沟通技巧等多方面内容，从而全面提高足疗师的服务质量。

引入顾客满意度调查是持续改进服务的关键。通过定期收集顾客的反馈意见，无论是正面或负面的评价，都被视为宝贵的资源用于优化和调整服务流程。这不仅能够及时发现并解决存在的问题，还能增强顾客的参与感和满意度，构建起良好的顾客关系。

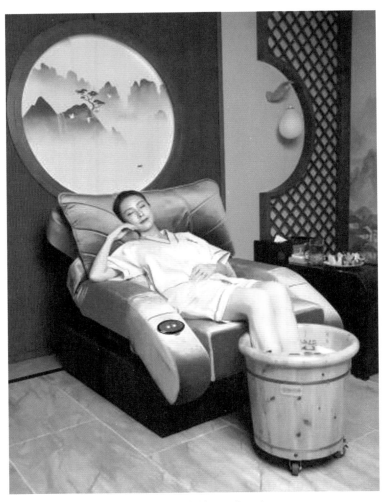

图 5-4　足疗个性化服务示意图

此外，增设个性化服务选项以满足不同顾客的特殊需求，显得尤为重要。通过对顾客的健康状况和个人喜好进行详细的了解和分析，提供量身定制的足疗方案，不仅能有效解决顾客的具体问题，还能增加顾客的满意度和忠诚度。例如，为长时间站立工作的顾客设计的特别疲劳恢复疗法能快速缓解他们的疲劳感，而为老年顾客提供的温和养生足疗则更注重于促进健康和预防疾病。

通过实施这些创新服务模式，不仅提高了顾客的服务体验，也为传承和发展中医药文化作出了积极贡献，进一步提升了马王堆足疗的市场竞争力和社会认可度。

（四）加强国际交流与合作

在国际中医药交流和合作的平台上，积极展示和推广马王堆足疗的独特文化和健康价值，增强其国际影响力。

与国外的中医药研究机构、学术组织建立合作关系，共同进行足疗方面的科学研究和技术开发，推动中医足疗理念和技术的全球化传播。加强国际交流与合作是推广马王堆足疗以及整个中医药文化走向世界的关键。通过以下几个方面的工作，可以有效地提升马王堆足疗在国际上的知名度和影响力：

1. 参与和组织国际活动

积极参与国际中医药会议、健康博览会和文化交流活动是推广马王堆足疗至全球的重要途径。利用这些国际平台不仅可以介绍和展示马王堆足疗的丰富历史背景和深厚理论基础，还能突出其在促进健康和预防疾病方面的显著效益。通过设置实物展览区域，展示与足疗相关的传统工具和草药材料，结合专业人士进行的现场演示和互动体验环节，让来自世界各地的参与者亲身感受马王堆足疗的独特技艺和治愈效果，从而直观地了解到其独特的文化魅力和实际应用价值。

同时，组织国际性的马王堆足疗工作坊、研讨会或学术交流活动，可作为知识共享和技术交流的重要平台。通过邀请国内外知名的中医药专家、学者和实践者共同参与，不仅增加了活动的国际影响力，还为参与者提供了一个深入探讨马王堆足疗技术、分享最新研究成果和临床经验的机会。这类交流活动有助于搭建一个开放的学术交流平台，促进不同文化背景下的专业人士之间的理解和合作，推动马王堆足疗乃至整个中医药领域的国际化发展和创新。

通过这些策略的实施，不仅能够有效提升马王堆足疗的国际知名度和影响力，还能为中医药文化的全球传播和国际合作奠定坚实的基础，有助于推动中医药的现代化和全球化步伐。

2. 建立国际合作关系

与海外的中医药大学、研究机构和专业组织建立长期且稳定的交流与合作机制，对于推动马王堆足疗研究与发展具有重要意义。这些合作不仅可以带来更广泛的国际视野，还能促进多元化的知识交流和技术共享。通过开展联合研究项目，双方可以共同探讨足疗的科学机制、优化治疗方法及其在不同文化和医疗体系中的推广策略等，从而不断提高马王堆足疗的科学性和有效性。例如，可以通过跨国的临床研究验证足疗对特定健康问题的改善效果，或利用现代生物医学技术探索足疗的作用机理。这样的合作有助于加深国际社会对中医足疗，尤其是马王堆足疗价值的认识与理解。

此外，探索与国际健康养生品牌或机构的合作机会，也是将马王堆足疗文化引入国际市场、扩大其受众群体的有效途径。通过将马王堆足疗纳入他们现有的服务体系，不仅可以增加足疗服务的多样性，还能借助他们的品牌影响力和营销渠道，更有效地向国际消费者推广中医足疗的概念与实践。这种跨界合作不但能为海外消费者带来全新的养生体验，还有助于打破文化壁垒，促进中医文化的国际传播与接受。

通过这些策略的实施，可以实现资源共享、优势互补，加速马王堆足疗及中医药文化在全球范围内的科研进步和市场拓展，为推广中医药文化至全球做出积极贡献。

3. 强化国际传播与教育

在全球化的今天，网络平台和社交媒体成为跨越语言和文化障碍，传播知识和信息的重要手段。利用多种语言的网络平台和社交媒体，针对国际用户提供关于马王堆足疗的教学视频、健康知识和最新研究成果，可以极大地提高在线互动和知识传播的效率。通过发布含有专业解读和实操演示的多语言教学视频，不仅能让全球用户学习到准确的足疗方法，还能深入了解足疗背后的中医理论基础和文化内涵。此外，定期更新分享最新的研究进展和实践经验，可以持续吸引国际用户的关注，提高马王堆足疗的国际影响力。

同时，发展国际中医药教育项目，与世界各地的高等学府合作开设马王堆足疗相关课程，是培养国际中医人才的有效途径。通过这种合作，不仅可以将中医足疗的知识和技术传授给更多国际学生，还能在海外学术圈内推广中医的整体理念和文化精神。这些国际学生在接受系统的中医足疗教育后，不仅能够在本地区推广和实践中医足疗技术，还能成为中西医结合、文化交流的桥梁，为中医药文化的全球传播贡献自己的力量。

通过这些措施的实施，不仅能够有效增强马王堆足疗的国际影响力，同时也有助于推动中医足疗理念和技术的全球化传播。随着越来越多的国际用户和专业人才对中医足疗的认知和接受，中医药文化的全球认知度和接受度将得到进一步提升，进而促进中医药文化的国际化发展。

（五）推广文化创意产品

开发以马王堆足疗为主题的文化创意产品和服务，如足疗工具、养生配方、互动软件、体验活动等，将传统足疗与现代消费者的审美和需求相结合。

利用现代营销手段和网络平台，加大文化创意产品的推广力度，提升马王堆足疗的品牌价值和市场认知度。

推广马王堆足疗文化创意产品是推动这一传统养生方式现代化、国际化的重要途径。以下是一些具体的策略和建议：

1. 加强文化创意产品开发

将传统马王堆足疗与现代科技和设计理念相结合，我们可以开发一系列与众不同的产品，使之不仅仅是养生工具，而且成为传播中国传统文化的载体。特色足疗工具套装，例如结合优雅的中国古典图案或汉字雕刻的按摩棒、融合草本精华和中医理论的足浴药材包，以及富含天然成分、能够温和去角质的足部磨砂膏，都可以用精美的包装呈现出独特的文化魅力。此外，开发基于马王堆足疗理念的养生配方产品，比如结合特定草本植物提炼的精油、根据五行理论调配的足浴盐，以及融合多种中草药的草本茶饮等，每一款产品都附上详尽的使用指导和背后的文化故事，深化用户的体验感和文化认同感。通过运用虚拟现实和增强现实技术开发互动软件和应用，使用户能够沉浸在虚拟的足疗体验中，不仅学习到正宗的足疗知识和技巧，同时还能感受到马王堆足疗文化的博大精深，有效地将传统文化与现代科技完美融合，为传播和推广马王堆足疗文化打开新的通道（图5-5）。

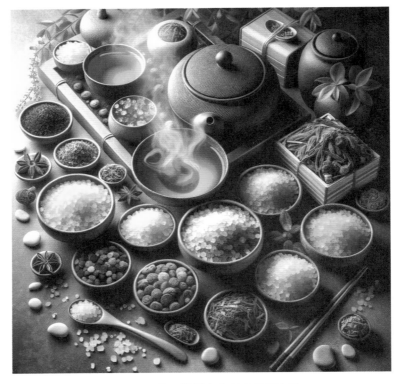

图5-5 马王堆足疗文创产品示意图

2. 建立体验式营销活动

为了更广泛地传播马王堆足疗的文化和健康理念，我们可以在全国各大商场和社区精心策划并举办系列足疗体验活动。通过设置专业的足疗体验区，配备经验丰富的足疗师，提供免费的足疗服务，现场演示足疗过程，并解释其背后的健康理论和文化含义，让公众不仅能够亲身体验到足疗带来的舒适和放松，还能深入了解到马王堆足疗的独特魅力和长远益处。此外，利用现场设立的互动展板或数字屏幕，展示足疗的历史、技巧及其健康功效，使体验者在享受服务的同时，也能增长知识和兴趣。

同时，设计富有趣味性和互动性的线上挑战活动，如"21天足疗养生挑战"，鼓励用户在家中自行实践足疗，并记录下自己的体验和效果，通过拍摄短视频或撰写体验日记的形式分享到社交媒体平台。参与者可以邀请朋友一起加入挑战，利用挑战标签便于跟踪和分享，增强活动的互动性和传播力。优秀作品可通过投票或专家评审的方式选拔出来，给予奖励或认证，进一步激发公众的参与热情和对马王堆足疗文化的关注。通过这些活动的组织实施，不仅能够大力推广马王堆足疗，还能够有效提升品牌形象，增强公众对足疗健康生活方式的认同和追求。

3. 利用现代营销手段和网络平台

通过社交媒体、博客、视频平台等多种渠道，发布关于马王堆足疗文化的故事、足疗的科学知识、产品使用技巧等内容，构建丰富的内容营销体系。

与明星、网红进行合作，通过他们体验和推荐产品，利用其粉丝效应迅速提升品牌和产品的知名度和认可度。

通过这些策略，可以有效地将传统的马王堆足疗文化与现代消费者的审美和需求相结合，创造出符合现代市场趋势的文化创意产品和服务，提升品牌价值和市场认知度，促进马王堆足疗的广泛传播和持续发展。

（六）推动马王堆足疗文化进校园与社区，传承发展中医药文化

推动马王堆足疗文化进校园和进社区是促进中医药文化传承与发展的重要途径。这不仅可以提高学生和社区居民对中医药文化的认识，还能增加他们对健康生活方式的了解和实践。具体措施包括：

1. 校园中医药文化教育

与教育部门的紧密合作，是推广和传承中医药文化，尤其是马王堆足疗等传统养生方法的关键一步。将中医药基础知识以及马王堆足疗等内容纳入中小学健康教育课程中，不仅可以通过课堂教学的方式传授理论知识，而且还可以通过实践活动和课外社团的形式让学生动手实践，从而深入了解中医药的魅力和价值。这种教育方式既能够增加学生的知识面，也有助于培养学生的健康意识和自我养生能力。

在此基础上，定期邀请中医专家和经验丰富的足疗师进入校园，举办专题讲座和互动工作坊，使学生有机会近距离观摩专业的足疗操作流程，甚至亲身体验简单的足疗技巧。这样的活动不仅能够提供生动有趣的学习机会，更能激发学生对中医药文化的热爱和探索欲望。

此外，设立如"中医药文化节"或"健康活动日"等校园主题活动，可以进一步扩大中医药文化的影响力。活动中，组织学生参与各种形式的展示和体验活动，如中药材的认识与分类、足疗体验，甚至简单的中药种植，不仅让学生亲身感受中医药的魅力，同时也能够增强他们的实践能力和健康理念。通过这些多维度的教育和体验活动，不仅能够有效普及中医药知识，更能够激发年轻一代对中医药文化的兴趣和热情，为传统文化的传承和发展注入新的活力。

2. 社区中医药文化普及

在社区设立中医药健康咨询和足疗体验服务站点，定期为居民提供免费的健康咨询和足疗体验服务，让居民在享受服务的同时，了解马王堆足疗的健康理念和实践技巧。

合作开展社区中医药健康讲座和养生工作坊，邀请中医专家深入浅出地介绍中医药基础知识、日常养生方案和家庭简易足疗方法，提高居民的自我保健能力。

鼓励和支持社区成立中医药文化兴趣小组或志愿者队伍，定期组织养生知识竞赛、传统养生技能培训等活动，形成社区内部的中医药文化传播和实践网络。

通过这些措施的实施，可以有效地将马王堆足疗文化以及更广泛的中医药文化带入校园和社区，使其成为公众健康生活的一部分。此外，这些活动还有助于培育青少年的民族文化自信心和责任感，为传统医学的现代化和国际化传播奠定坚实的社会基础。

（七）政策支持与法律保护

寻求政府和相关部门的支持，出台促进中医药特别是马王堆足疗传承与发展的政策措施。加强知识产权保护，建立健全马王堆足疗文化和技术的版权登记和保护机制，维护创作者和从业者的合法权益。因此，要确保马王堆足疗等中医药文化的传承与发展，政策支持与法律保护是不可或缺的环节。以下是一些关键的策略建议：

1. 争取政策支持

主动对接政府相关部门，积极汇报马王堆足疗的文化价值和健康贡献，争取将其纳入国家非物质文化遗产保护范畴，获得政府在传承、推广及教育培训方面的特别支持。建议政府出台相关政策，为从事马王堆足疗研究与服务的机构和个人提供税收减免、科研经费支持和创业补助等激励措施，降低其运营成本，鼓励更多人投入到这一领域的发展当中。寻求政府支持开展国内外交流活动，如组织中医药文化节、国际健康旅游推广等，增加马王堆足疗的国际知名度和影响力。

2. 增强法律保护意识与知识产权维护

对马王堆足疗的独特治疗方法、特色配方和相关的文化内容进行知识产权登记，包括专利申请、商标注册和版权保护等，以法律手段保护其原创性和独特性，防止未经授权的复制和滥用。

建立专项监管机制，加强市场监督管理，打击侵权假冒行为，维护马王堆足疗市场的健康发展环境。

通过法律途径维护从业者的合法权益，对足疗师进行职业认证，建立专业标准和服务规范，确保从业者具备相应的专业资格和良好的职业道德。

这些措施的实施，需要业界、政府及社会各界的共同努力，通过政策引导和法律保护，为马王堆足疗及中医药文化的保护、传承和发展提供坚实的支撑，确保这一传统医学宝库能够惠及更广泛的群体，同时在全球范围内展现中医药的独特魅力和价值。

综上所述，通过持续地在教育、产品创新、体验活动以及科技应用等多个维度上推广和深入挖掘马王堆足疗的文化内涵和实践价值，我们可以有效地促进马王堆足疗学术在新时代的背景下进行创造性的转化。将传统的中医足疗技术与现代生活紧密结合，不仅能够提升人们的健康生活质量，还能促进中医药文化的全球传播，让更多人了解和认可中医药的独特魅力和价值。

通过精心设计的教育课程，激发年轻一代对中医药文化的兴趣和探索欲望；通过开发与传统元素相结合的足疗养生产品，满足现代消费者对健康生活方式的追求；通过举办各种形式的体验活动，增强公众对马王堆足疗的亲身感受和好感；以及通过利用虚拟现实和增强现实技术，让用户在数字化时代中也能体验到足疗的独特魅力。这些努力共同作用，将马王堆足疗带入新时代，使其成为连接传统与现代、东方与西方的重要桥梁，为全球健康文化的交流与融合做出积极贡献。

第二节　马王堆足疗学术创造性转化的探索与研究

中华民族的新时代，是大力推进中国式现代化的建设时代，也是祖国医学亟待创造性转化的腾飞时代。马王堆医书的成书年代，已经非常接近《黄帝内经》的成书年代了。因此，马王堆足疗也已经较为充分地凸显了祖国医学理论的丰富性、独特性、创新性、分析性和体系性，展现了中华民族的古代医学家们如何认识生命健康、如何维护生命健康的科学思考与临床印证。在新时代，马王堆足疗正在迎来诸多创造性转化的时代良机，应当以中医药事业现代化发展锚定转化方向，与足疗产业、制药产业等实体经济相结合以彰显时代价值，进而推动马王堆足疗的创造性转化。

一、马王堆足疗创造性转化的时代良机

知识经济时代赋予了马王堆足疗创造性转化的良好机遇。

马王堆足疗源远流长，经历了历史的洗礼，又有大量的现代科学临床数据印证，经历了实践的检验。在知识经济时代，马王堆足疗应当可以凭借创造性转化获得保护传承与蓬勃发展。其中的演进逻辑在于：我国当前处于知识经济时代；知识经济时代脑力劳动者更多；脑力劳动者多则有睡眠障碍者更多；有睡眠障碍者多则足疗消费者多；足疗消费者多则有利于马王堆足疗创造性转化。以下对这五大演进逻辑逐一阐述。

其一，当前中国和世界都处于知识经济时代。知识经济是以知识为基础的经济，以脑力劳动为主体，由奈斯比特1982年在《大趋势》一书中提出，此后迅速席卷全球。相对于前知识经济时代而言，知识经济最重要的特征之一就是知识和技术的创新。创新型人才要尽力做到摆脱已有思维禁锢，直面客观事实，寻找解决真实问题的有效答案。面对研究的新领域新课题时，创新型人才要"敢为天下先"，突破成见，锐意进取，开辟路

径。根据知识经济的时代特征，中共中央、国务院于 1995 年颁布《关于加速科学技术进步的决定》，提出"科教兴国"战略。这就意味着，我国正处于并将长期处于知识经济的建设时期，高度重视创新创业和人才培养。

其二，知识经济时代脑力劳动者更多。发展知识经济，促进创新创业和人才培养，需要大量从事知识技术创新相关工作的脑力劳动者。依据学者苏海舟在《抓住新机遇到祖国最需要的地方建功立业》一文中采用的数据，当前我国高等教育规模已经高居世界第一位。这就意味着，我国已经接受高等教育人群的绝对数量已经超过美国等西方国家。只是我国高等教育的教学质量还有待不断拉近与世界级名校的差距，有待实现高质量发展。学者杨雪冬、黄小钫在《人民主体性与中国式现代化道路》中记载，我国高等教育毛入学率已经高达 54.4%。可见，为了发展知识经济，我国制定并执行了科教兴国战略，实行教育优先发展方案。学者成德宁在《加快从人口大国转向人力资源强国》中采用教育部提供的数据显示，我国已经培养了约 2.4 亿接受了高等教育的人口。这些数以亿计的接受了高等教育的人口，很可能成为助力我国知识经济发展的脑力劳动者。

其三，脑力劳动者常伴有睡眠障碍。脑力劳动与体力劳动的分工，是社会生产力发展到一定阶段必然出现的现象。在脑力劳动从体力劳动中分离出来之后，才有规范性活动和认知活动的分离。脑力劳动者主要从事认知活动，比较耗费心神。在知识经济时代，数量较多的这些脑力劳动者正是马王堆足疗可以对症治疗的中医学"不寐""不得卧""目不眠"等睡眠障碍高发人群。马王堆足疗重点关注中医学的"不寐"范畴，认为凡是思虑忧愁损伤心脾，或湿热生痰上扰心神，或抑郁恼怒心神不宁等，均可导致不同程度的睡眠障碍。在知识经济时代，类似于马王堆医书中所描述的"不寐"等种种睡眠障碍，被列入中华医学会精神科分会编制的《中国精神疾病分类与诊断标准》（CCMD－2－R）中有关失眠症的诊断标准。国际医学界也采用匹兹堡睡眠质量指数（PSQI）来关注睡眠障碍等疾病。在现代医学领域，更常用失眠症范畴来指称那些不能获得正常睡眠为特征的病证。失眠症在知识经济时代属于高发疾病。社会中以脑力劳动为主者数量将呈现不断攀升的势头。随着知识经济的发展，人们生活节奏逐渐加快，学习研究压力逐渐增加，失眠症的发病率呈现逐年增加的趋势，因而关于失眠症的治疗方法也日益受到医学界和社会的普遍关注。学者李玉衡于 2007 年在《首都医药》上发表了《北京高校博士生健康状况调查——调查显示：脱发、颈椎病、失眠症在博士生群体中发病率渐高》。在 1120 份有效样本中，受失眠症困扰的博士生高达 383 人，占比 34.2％。而知识经济的时代特征与国家长期的"科教兴国"战略都要求培养尽可能多的博士生等研究型创新型人才。生活在知识经济时代的人们比那些生活在前知识经济时代的人们一般会更多地从事创新等脑力劳动，面临更多的劳心费力的工作生活压力，从而导致失眠症等现代病普遍高发。学者张颖在《失眠症因素分析与对策》中的数据显示，我国失眠症的发病率约为 10％—20％。这一数据，还略低于率先发展知识经济与高等教育的西方国家。学者丛革新、黄国伟在《失眠原因及自我保健措施》一文中查找了国外的有关数据，美国的失眠症发病率约为 32％—35％，日本的失眠症发病率约为 20％。可见，由于知识经济呈现全球趋势，西方国家的失眠症发病率也非常高。在 2021 年世界知识产权组织发布的全球创新指数榜单中，我国已经跃升至第 12 位，这意味着我国自主创新能力在不断拉近与西方发达国家之间的差距。与此同时，我国失眠症的发病率略低于西方国家可能与可溯源记载先秦医学成就的马王堆足疗存在某些关联。

其四，足疗有助于缓解睡眠障碍。一方面，足疗通过按摩和刺激穴位可以促进血液循环，调节神经，缓解疲劳。另一方面，马王堆足疗将改善睡眠作为最重要的治疗目的之一。这种将足疗与治疗睡眠障碍直接相联系的古代科学成就，已经有丰富的现代医学实验数据进行了验证。不断推进中医现代化，是新时代中医研究者的使命。学术界有大量的中医研究者运用循证医学、西医诊断标准、国际公认的匹兹堡睡眠质量指数（PSQI）等疗效评定标准，来论证足疗在治疗失眠症方面的显著疗效。学者李小军撰写《砭锥足疗结合砭砧感法治疗失眠症》，进行随机对照试验，获得数据表明，"砭石按摩锥足疗结合砭砧印堂感法治疗失眠症安全有效，与传统针刺疗效相当，且患者痛苦少"。长期的睡眠障碍往往会构成人们正常学习工作的身心障碍，导致工作效率低下，也会降低生活质量，甚至由此加重或诱发其他身心疾病。现代西医对治疗失眠症的疗法，以口服安眠药等药物疗法为主。但患者经常处于长期甚至伴随终身的睡眠障碍之中，不愿意遵医嘱长期服用安眠药，更愿意选择中医疗法。副作用、成瘾性与处方药等原因，是很多患者选择中医疗法的理由。安眠药有一定的副作用。安眠药的主要疗效是帮助患者快速入睡，药物成分中包括唑吡坦、佐匹克隆和苯二氮䓬类的药物，有一定的镇静作用。安眠药虽然不同于作用于中枢性镇静的镇静剂，但也有不少患者在服用安眠药之后不良反应明显。长期服用安眠药，患者容易成瘾，形成药物依赖。安眠药属于处方药，是国家规定的二类精神药处方药，需要医生开具处方才能购买。所以，安眠药虽然治疗失眠症确实疗效非常显著，但是也被很多患者视为治标之策。治疗长期睡眠障碍，很多患者更倾向于选择非内服药物的足疗作为主要疗法或辅助疗法。马王堆足疗，作为一种古代的、科学的外治疗法，治疗睡眠障碍的不良反应少，且疗效较为显著。《黄帝内经》中的《灵枢·口问》篇分析了睡眠的理论基础："卫气昼日行于阳，夜半则行于阴，阴者主夜，夜者卧。"又解释了睡眠在什么情况下发生："阳气尽，阴气盛则目瞑，阴气尽而阳气盛，则寤矣。"在中医视域中，人体在白天黑夜的昼夜交替中，应当也能够遵循天人合一的原则进行阴气与阳气之间的自然转换，这种被称为"阴阳交泰"的自然转换状态是人体正常睡眠的基础。因此，睡眠障碍的出现，尤其是入睡困难症状的出现，往往就是人体由于种种原因难以实现"阴阳交泰"。具体而言，可能是人体内脏腑气血运行不畅，可能是阴阳失调而导致阴虚不能纳阳，可能是阳盛不得入阴。依据以上对睡眠障碍的病理学分析，就能推理出治疗失眠症的大致思路，应是调理脏腑、调和阴阳、安神定志、疏通经络等。为了有针对性地调理脏腑，就要根据睡眠障碍的具体表现来确定需要重点调理的脏腑及其对应经络。马王堆足疗中的《足臂十一脉灸经》指出人体下肢的 6 条经络都与足部关系密切，并联系人体全身的多处脏腑。如：可以足三阴经交会穴三阴交与心经原穴神门相配，这样就有利于养心健脾、益阴降火宁心。马王堆足疗经常取足三阴经穴和足底反射区，这就反映了祖国医学有别于西医学的整体性思维——人体任何一个相对独立的部分都包含着人体整体的信息。因此，马王堆足疗的医学理论运用整体性思维探析了人体五脏六腑相应的"反射投影"区分别对应的是人体足部的哪一部分。学者谌剑飞在《睡眠障碍的现代病因病机探索》一文中指出，足疗有目的地用推拿、熏蒸、艾灸、针砭等外治疗法刺激足底反射区的某一具体区域及经络穴位，确实能够"头痛医脚"，可以安全有效地调整脑干网状系统、神经内分泌免疫网络及下丘脑-垂体-肾上腺皮质轴的功能，这种调整围绕的抽象目标是使不太平衡的阴阳状态逐渐恢复到比较平衡的阴阳状态，从而达到患者所期望的具体目标，即治疗或缓解失眠症。学者吴智琴在《自制中药足疗治疗肿瘤患者失眠症状的疗效分析》中观察到本科室收治的 50 位肿瘤患者，均存在典型的失眠症状，且持续时间均超过 1 个月，采用自制中药足疗之后有效改善了肿瘤患者的失眠症状，普遍提高了肿瘤患者的睡眠质量。肿瘤患者因身患重大疾病，身心压力沉重，精神长期处于紧张状态。但过多使用西医口服安眠药的内服药物疗法，很可能与治疗肿瘤的内服药物有相互作用，从而不利于肿瘤的治疗。市面上普通的足疗药包又缺乏针对性，不一定对各类肿瘤患者的失眠症状能产生明显改善。这种根据患者的体质、症状进行个案分析，对症下药配制足疗药方的科学理念，就可上溯到马王堆足疗的中医疗法。导致患者失眠的原因是五花八门的，足疗药方、足疗手法应当也丰富多彩，一一对应。

其五，足疗消费者多则有利于马王堆足疗创造性转化。在社会主义市场经济体制下，市场是配置资源的决定性因素。越来越多的消费者选择足疗，才是马王堆足疗创造性转化获得大量资源的主渠道。深入研究马王堆足疗与现代足疗产业之间的相似性与差异性，会发现二者之间并非仅仅由于时代变迁而产生差异。也就是说，马王堆足疗与现代足疗产业之间还存在时代之外的差异性诱因，包括足疗在医学中的定位差异、足疗范式差异等。

先说足疗在医学中的定位差异。马王堆足疗在医学中既包括养生学，也涉及诊断学、治疗学。以现代健康产业发展为视野，养生学属于广义的医学，侧重于面向社会的科普；诊断学、治疗学属于狭义的医学，侧重于面向患者个体的疾病诊断与治疗。这就不同于人们对于现代足疗产业的一般看法，即足疗常常被视为现代健康产业中的一大分支，属于养生学，而非狭义的医学。换句话说，人们一般认为足疗可以养生保健，但并不认为足疗可以治病；从事足浴行业的人员一般被认为是有推拿技术的技师，而很少被认为是能治病救人的医师。语言反映生活。"足疗"一词，现在较少在当代日常用语中出现，更为常见的是"足浴"一词。显然，"足疗"带有更为浓厚的医学色彩，这意味着从事足疗的工作人员需要诊断、可以治疗，属于医务工作者；"足浴"则带有养生学色彩，这意味着从事足浴的工作人员不能诊断、不可治疗，属于保健服务人员。考察市面上已有的大中小型提供足疗足浴服务的企业，仅仅有行业龙头企业在介绍业务时采用"足疗"一词，其余各种规模的企业，一律采用"足浴"一词，且多家企业的名称中标注了"养生"字样。由此可见，马王堆足疗与现代足疗产业之间，有着足疗在医学中的定位差异。马王堆足疗在医学中的权重更高，而现代足疗产业几乎已经游离于医学之外，成为仅有养生功能的行业。这就为马王堆足疗创造性转化提供了进军医学界的契机。马王堆足疗的古代科学性、现代医学对足疗进行循证医学研究数据，为马王堆足疗创造性转化及进军医学界提供了有一定公信力的依据。

足疗最擅长调治的失眠症，是中西医公认的临床常见病、多发病。中华医学会精神科分会编制的《中国精神疾病分类与诊断标准》（CCMD－2－R）中明确规定了失眠症的诊断标准：其一，几乎以睡眠障碍为唯一症状；其二，其他症状均继发于失眠；其三，包括入睡困难、睡眠不深、多梦、早醒、醒后不再入睡、醒后不适、疲乏或白天困倦；其四，睡眠障碍每周至少发生3次，并持续1月以上等。中西医均可依据这些诊断标准确诊患者是否患有失眠症，这是临床医务工作者才具有的诊断权，现代足浴企业中的技师一般仅有推拿师资格证，并不具有诊断权，更加没有建立在诊断权基础之上的处方权。既然足疗最擅长医治的失眠症属于疾病，那工作人员针对足部进行的熏蒸、推拿等操作就具有临床诊疗性质，更应称呼为"足疗"，而非"足浴"。

西医治疗失眠症必须具备处方。西医开具安眠药有一系列关于剂量控制的详细规定，甚至超过开具抗生素的规定。西医各科室有处方权的医生一般都有权开具各类抗生素，只是禁止没有处方权的非医务工作者开具抗生素；但仅有神经内科等特定科室的有处方权的医生才能开具安眠药，且单张处方的剂量还有上限规定。可见，在西医领域，能治疗失眠症者必须具备处方权，有处方权者未必有权治疗失眠症。马王堆足疗讲究对症下药，足浴方类似现代医院中临床开具的一人一方。现代足浴企业采取相对单一的经营模式，较少区分足浴方，较少区分引发睡眠障碍的因素，也较少区分足浴手法。如此一来，现代足浴企业在治疗失眠症方面应当远远逊于马王堆足疗。事实上，现代足浴企业依然可以凭借在改善睡眠方面的显著疗效吸引为数不少的消费者。如果现代企业中有致力于创新创业者，注重马王堆足疗创造性转化，专营足疗而非足浴，培养专业人士先诊断睡眠障碍种类，再一人一方开具足浴方，再确定主要足疗区间，并确定足疗方案，应当可以获得更为显著的治疗失眠症疗效。知识经济时代，脑力劳动者常常被睡眠障碍、颈椎病等职业病所困扰，但脑力劳动者一般也有着相对于体力劳动者的经济优势，毕竟脑力劳动者与体力劳动者之间的收入差距属于长期存在的社会三大差别之一。患有失眠症的脑力劳动者渴望黄金般的睡眠，一般也有经济能力为改善睡眠支付合理费用。可惜马王堆足疗等古代科学成就因为缺乏文化自信等原因，一直未能获得更好的创造性转化。目前，我国和西方一样同处于知识经济时代，患有失眠症的人群虽然所占比例要低于西方国家 5％—10％，但依旧要占据总人口的 20％左右，数量超过 2 亿人。如果马王堆足疗创造性转化催生了一批相对于现有足浴企业更具有高质量发展特征的足疗企业，必将更好地服务患有失眠症的上亿人群，帮助这些脑力劳动者以更好的健康状态迎接学习与工作，助推科教兴国战略。不仅如此，如果马王堆足疗创造性转化的足疗企业有能力提供接近安眠药疗效的改善睡眠服务，那么中西医的力量对比还可能出现一波此消彼长的变化。要知道，马王堆足疗能够将失衡的人体阴阳状态重新调适到动态平衡状态，这意味着根治失眠症成为可能，而不像安眠药一样形成药物依赖。

　　足疗还能治疗其他多种疾病。马王堆足疗明确提出可以有效改善睡眠，还可以治疗和辅助治疗多种疾病，包括常见的下肢疾病、胃肠功能恢复等。在治疗失眠症之外的一些疾病时，马王堆足疗也有科学的病理药理分析和显著疗效记载。这些记载，也有现代临床研究数据加以佐证。《中华中医药杂志》是祖国医学的高级学术刊物，曾登载一项"中医药干预研究尚属空白"的足疗研究实验成果。施展等学者在《中药足部熏洗治疗芭蕾舞演员陈旧性踝关节扭伤的临床研究》中指出，中药足部熏洗联合常规手法治疗芭蕾舞演员陈旧性踝关节扭伤，可提高踝关节评分，减轻临床症状，提高舞蹈表现质量。正如上文所分析肿瘤患者往往患有失眠症一样，芭蕾舞演员也往往患有陈旧性踝关节扭伤。实验数据采用国际公认的 Iowa 踝关节评分系统，具有统计学意义。实验最主要的创新性在于，将 60 位芭蕾舞演员陈旧性踝关节根据症状大致分为两类，气滞血瘀型与筋脉失养型，并对症开具足疗熏洗方。实验中采用的熏洗方法与推拿手法均属常用方案。这一研究成果中的足浴组方及制备方法已经成功申请专利保护。马王堆足疗记载了大量的足疗药方，分别针对不同疾病和症状，亟待有志于马王堆足疗创造性转化的创新创业者开发利用。事实上，社会各阶层人群中很多患者也患有陈旧性踝关节扭伤。一般而言，新患有踝关节扭伤的患者往往没有获得正规治疗，没有彻底治愈这一伤病，才会落下陈旧性踝关节扭伤，这就为更安全、有效、便捷的踝关节扭伤诊断治疗方法提供了发展的空间。有中医学专业人士在旅游登山期间不慎将踝关节扭伤，为了尽快恢复踝关节功能，回到宾馆，运用自己的专业知识购买了药物外卖，用于外用的足疗熏洗。在 6—8 小时之间，进行了一至两次足疗熏洗之后，就基本恢复了踝关节功能。马王堆足疗创造性转化也可以借鉴这些现代科学实验、实践案例，开发在包装袋上醒目标明"治疗踝关节扭伤""治疗陈旧性踝关节扭伤"的分类足疗熏洗药包。

马王堆医书明确记载足疗可调理胃肠功能。首先是促进老年患者的胃肠功能恢复。《中外医疗》曾刊登学者王昌会等撰写的《中药足疗促进老年腹部手术患者胃肠功能恢复的疗效探讨》，选取 100 例老年腹部手术患者，进行足疗组与非足疗组的对比实验，结果显示中药足疗能促进老年腹部手术患者胃肠功能恢复，足疗组的胃肠功能恢复指标普遍能相对提前 1—3 天达到出院标准，能有效缩短住院时间，降低患者手术后的医疗痛苦和护理难度。这一实验数据对于老年化程度日益严重的中国社会而言，意义非凡。马王堆足疗创造性转化可以依托这些现代科学实验数据，将老年腹部手术患者进行足疗以促进胃肠功能恢复列入常规的手术后康复程序。对老年腹部手术患者发放配有说明的腹部手术后足疗熏洗药包，既能通过缩短住院时间来减轻患者的经济负担，又能降低患者手术后的医疗痛苦，以体现对患者的人文关怀。2023 年，国家统计局发布的人口数据显示，中国 60 岁以上的老年人口已经高达 2.97 亿，约占总人口的 21.1%，这意味着我国已经正式步入中度老年化社会。腹部手术又是老年患者的常见手术，马王堆足疗创造性转化在推广老年腹部手术患者进行足疗方面，有着广阔的发展空间与巨大的经济社会效益。其次是促进产科妇女的胃肠功能。马王堆医书记载了古代妇女在生产、流产、保胎等特殊时段，常常易于出现腹胀、腹痛、便秘等胃肠功能紊乱的症状，可对症采用足疗来促进胃肠功能恢复，减轻腹胀及伤口疼痛。学者杨治等在《妇科手术后中药足疗促进胃肠蠕动功能恢复的效果观察》一文中，对行一般开腹手术的 800 例妇科手术患者，进行了中药足疗组与对照组的观察，实验数据显示中药足疗组在胃肠功能恢复、减轻腹胀、减轻疼痛、减少下肢静脉血栓形成等方面疗效显著。可见，马王堆足疗创造性转化在推广妇科手术患者进行足疗方面，也有着广阔的发展空间与巨大的经济社会效益。

二、马王堆足疗创造性转化的产业嬗变

马王堆足疗创造性转化的产业嬗变，包括产业结构升级、加快补齐产业短板、强链补链延链。马王堆帛书与银雀山汉简、河北省定州市汉简等相似，属于出自墓葬的典籍简帛，不同于里耶秦简、居延汉简、悬泉汉简、五一广场东汉简等出自于官府遗址的文书简。以语言学为视野，马王堆帛书等出自墓葬的典籍简帛具有"后时资料"性质，可能是抄本而并非作者原稿，即典籍简帛所记载的内容是此前的历史，是后世之人对早期历史的撰述，因而比当时之人描述当时之事的文书简反映的历史阶段更为靠前。马王堆足疗因属于"后时资料"而在一定程度上堪称集先秦足疗理论之大成，涉及的疾病非常丰富，足疗方法也丰富多样，为新时代推进马王堆足疗创造性转化奠定了良好的文献基础。

马王堆足疗创造性转化的关键之处在于，应以诊断治疗的医学范式来看待足疗，而非局限于养生保健的服务业范式来看待足浴。尽可能多地科学发展足疗治疗疾病功能，也传承发展足浴的养生保健功能。

现代足浴企业在科学描述足浴功效时的核心用词就是"改善睡眠"，而不是"治疗失眠症"，原因之一是现代足浴企业的绝大部分从业人员确实不具备对症开具足疗方的专业知识储备，这是供给侧的原因；另一方面的原因是足疗方的潜在消费者有待重建对足疗有效性的科学认知，这是需求侧的原因。马王堆足疗创造性转化有待于推进现代足浴企业走向产业化，也有待于面向社会各阶层人群推广足疗优势病种的科普工作。

马王堆足疗科学建构了"不寐"的病因病机与足疗手法、浴足用药之间的内在关联。"不寐"的主要症状为睡眠时间短少，不易入睡，多梦，睡后易醒，醒后难以再入睡，甚至彻夜无眠。"不寐"给患者带来的是肉体与精神的双重痛苦。由于睡眠不足、睡眠质量不高，患者白天经常精神不振、头晕、乏力、健忘、心悸。这种亚健康状态通常让患者深感精神痛苦，渴望睡眠又求之不得而辗转反侧，甚至精神恍惚。马王堆足疗记载足底反射区有失眠点等描述，明确了足疗与改善睡眠之间的对症治疗直接联系。学者周国平、李江山撰写《足疗与亚健康》提及的足疗取穴，就汲取了马王堆足疗的部分理论精华，涉及肾经、肝经、脾经等经络，重点推拿涌泉、太冲、公孙等穴位。祖国医学对于足底的高度关注，是有别于西医的，其理论渊源来自独特的经络学说。马王堆医书中有《足臂十一脉灸经》《阴阳十一脉灸经》等记载经络学说流变线索的文献，这说明创作马王堆医书的医学家中有精通经络学说者。

马王堆足疗记载采用丰富的足疗操作能有效改善睡眠，既有着深厚的中医学理论支撑，也可以获得扎实的现代临床数据印证。《足臂十一脉灸经》是马王堆出土医书中的帛书之一，共分 34 行，包括"足""臂"两个篇目。其中"足"篇以"足泰阳温"等为名记载了下肢的 6 条脉，"臂"篇记载了上肢的 5 条脉。帛书整理小组根据这一帛书的内容而命名为《足臂十一脉灸经》，可见足部在经络学说中有着何等重要的地位。在祖国医学中，足部被称为"精气之根"，足健则人寿，养生要护足，足部乃是"人体的第二心脏"。《足臂十一脉灸经》等记载的马王堆足疗，就是记载从养护足部健康入手，从而养护人体健康、治疗各类疾病的古代科学文献。中医学描述人体理想的健康状态为"阴平阳秘，精神乃至，阴阳交泰，起居有常"。从表面现象看，"不寐"或失眠症是违背了"起居有常"这一健康状态。进一步从病因病机分析，患者是因为失去了"阴阳交泰"的动态平衡状态才会表现出睡眠障碍。因此，旨在改善睡眠的治疗应该要想方设法促进患者重新回到"阴阳交泰"的健康状态。足部是"精气之根"。马王堆足疗在两千多年前就科学地认识到，人体足部的各个反射区通过经络可以联系和作用人体的各个器官，因此以推拿、针灸、熏浴等足疗方法对足部的各个反射区进行不同类型的刺激，可以使人体的各个器官的生理机能得到调整，提高人体免疫系统的功能，既可治病，也可防病，融合式推进治疗疾病与养生保健的生命健康目标。

知识经济时代，处于亚健康状态的人们日益增多，但足疗等现代康养产业的发展也为人们提供了更为丰富的医疗和保健服务，因此人均期望寿命等描述生命健康水平的指标也获得显著提升。马王堆足疗也随着现代康养产业的发展，获得种种创造性转化的契机。

其次，建设中国式现代化的新时代，赋予马王堆足疗创造性转化的时代良机。

在新时代，中国式现代化建设已经进入砥砺攻坚阶段。科教兴国要再上台阶。我国需要建设世界一流的科研院所与高等院校，并希望能在智能机器研发等领域实现创新创业的领航起跑。卓越的科研工作者要能长期健康工作、可持续发力，需要祖国医学最具特色的养生学维护其生命健康，调理亚健康。"人才是第一资源"，高质量教育要致力于培养更多的创新创业者，尤其是卓越的创新创业者。这些脑力劳动者在长期从事学习和工作的过程中，经常遭遇睡眠障碍等亚健康困扰。马王堆足疗创造性转化能够培育中国经济新的增长点，更能帮助众多脑力劳动者有效抵制亚健康，健康工作数十年。

在新时代，乡村振兴要产业振兴。马王堆足疗创造性转化瞄准的潜在消费人群是我国2亿多脑力劳动者、2亿多老年患者，以及数以亿计的踝关节扭伤者、妇科手术者等。各类型对症开方的足疗药包，需要大量的优质中药材的种植、加工。而这些中药材的种植地可以遍布老少边穷地区的产业振兴基地。2020年，既是全面建成小康社会的收官之年，又是吹响乡村振兴号角的第一年。在以往数十年的社会主义市场经济发展进程中，沿海、城市、工业，相对于内地、农村、农业，获得了先发优势，吸引了更多的人力物力财力等资源的集中投入，并转化为经济、政治、文化的丰硕成果。这种沿海、城市、工业对资源的"虹吸效应"，在数十年间虹吸了大量劳动力在竞争上岗的就业模式下从乡村流到城市，从内地流到沿海，从农业流到工业，实现就业和迁居。这就意味着，现有的农村人口的劳动力中，有相当一部分人属于在竞争上岗的就业模式下并无优势者，或者虽然有较强劳动能力却不愿远离乡土的异地就业者。换而言之，现有农村人口中的劳动力，一般属于难以适应沿海、城市、工业的生产生活节奏者，或有着较为浓厚的热爱乡土情结者。从现有农村劳动力实际特征出发，乡村产业振兴的重点之一，就是要侧重于发展能够培训和吸纳现有农村劳动力的劳动密集型服务业。马王堆足疗创造性转化应当可以在培训和吸纳现有农村劳动力方面大有作为。从国家经济和社会发展"十四五"规划和 2035 年远景目标出发，乡村产业振兴的另一个重点，就是要侧重于发展有广阔发展潜力的朝阳产业。按照世界各国经济发展经验，人均 GDP 从 5000 美元增长到 1 万美元期间是服务性消费占比不断提升的消费升级阶段，将迎来文化、健康、养老、体育、旅游、休闲等服务业的井喷式增长。但我国当前服务业相对西方国家还滞后。2019 年我国服务业增加值仅仅占 GDP 总量的 53.9％，不仅远远低于美国、英国、法国等西方国家70％以上的水平，而且还低于 64.96％这一世界平均水平。这意味着，服务业在我国将长期属于具有广阔发展潜力的朝阳产业。马王堆足疗创造性转化属于服务业中的健康产业。学者张培丽在《以供给侧结构性改革为主线扩大内需的理论与实践逻辑》一文中指出，按照我国产业规划发展目标，我国健康产业规模将从 2020 年的 8 万亿元左右发展到 2030 年的 16 万亿元，将翻一番。我国当前的足疗产业提供的产品形式单一、贵而不惠，在产业发展阶段上还属于起步的粗放型阶段，类似于 2003 年我国的网购时代还处于淘宝初创而一家独大的阶段。从 8 万亿元发展到 16 万亿元的产业区间，将为马王堆足疗创造性转化提供巨大的商机。

在新时代，"一带一路"建设工作要展现中国特色。我国的文化建设要支撑文化自信，我国的产业建设也要展现中国特色。"一带一路"建设工作要与共建国家的本土企业、西方国家的跨国企业在市场经济条件下进行全球竞争与深度合作。市场经济讲究的是"人无我有，人有我精，人精我廉，人廉我无"。知识经济是我国与西方均有的，脑力劳动者与大量的睡眠障碍者也是我国与西方均有的，但马王堆足疗创造性转化是我国所独有的。祖国医学创立已有数千年历史，各类中医典籍早已传播到世界各国，但精通中医诊断学与经络学说的大师级中医专家基本还是局限于中华民族之内。现代足浴企业的技术与模式，对海外国家而言，并不具有多少模仿难度。但是，要培育能够诊断不同原因的睡眠障碍的专业人士，可能就堪称"人无我有，人有我精"了。马王堆足疗创造性转化的创新创业者，有机会在"一带一路"建设工作中展现中国特色的足疗产业，而非粗放型的足浴企业。

最后，人口进入老年化时代，赋予马王堆足疗创造性转化的时代良机。

我国已经进入中度老年化社会，社会和家庭要想方设法减少老年人因不良于行而生活不能自理，陷入半失能、失能状态。马王堆足疗对于糖尿病足、不安腿、高血压、慢性肾功能不全及化疗期患者生活质量等均有科学临床数据支撑的显著疗效。

马王堆足疗作为外治疗法，对于老年人多发的下肢疾病有显著疗效。与高血压、高血脂、高血糖等"三高"关系密切的老年疾病是我国排在首位的致死因素。其中，高血糖会引发患者的糖尿病足，为下肢血管病变、神经病变和感染共同作用的结果。糖尿病足严重者需要截肢，甚至导致死亡。医学界有大量的研究关注足疗在治疗糖尿病足中的药方、方案以及疗效评估，其中不乏仅仅使用足疗这一外治疗法进行治疗而疗效显著的成果。学者韩庆龙撰写《足疗一号外洗治疗糖尿病足临床研究》，研究自制的足疗一号处方联合化瘀汤治疗糖尿病足，能显著控制创面感染，加速溃疡愈合。主要的用药思路是养血活血，松解肌筋。糖尿病足是糖尿病最常见的严重慢性并发症，且治疗费用高。祖国医学有世界医学史上最早认识消渴病（即糖尿病）的文献记载。《黄帝内经》已经明确记载糖尿病足这一并发症。膝关节骨性关节炎为临床常见病及多发病，高发于老年人群。学者郑缨等在《药透、足疗配合康复训练治疗社区膝骨关节炎疗效分析》中指出，用自拟方足疗配合康复训练治疗社区膝骨关节炎疗效显著，值得临床推广。

马王堆足疗创造性转化应立足于我国已经进入并将长期处于老年化社会这一基本事实。在推进中国式现代化的进程中，人口高质量发展既是发展的目标，也是发展的动力，亟待以改革创新推动人口高质量发展。医学界已有的大量临床数据显示，糖尿病与糖尿病足既是中医优势病种，也是足疗的优势病种。既然糖尿病足是最常见的严重慢性并发症，那就应当根据糖尿病足的六级分类法，分别研发糖尿病足的 0—6 级足疗方，并推广使用，有效减少因糖尿病足致死致残的老年患者数量，提高老年糖尿病患者的生活质量。

三、马王堆足疗创造性转化的受惠人群

马王堆足疗创造性转化可以在经济、政治、文化等多层面造福社会各阶层人群。经济上，推进马王堆足疗创造性转化的创新创业者，可能将迎来我国健康产业从 2020 年的 8 万亿元左右发展到 2030 年的 16 万亿元的财富风口。2023 年，我国人均可支配收入约为 3.92 万元/人。8 万亿元左右的产业发展规模增长、产业的高质量发展也将解决数千万甚至上亿劳动力的就业问题。政治上，马王堆足疗创造性转化将助推国家实现乡村振兴、健康中国、医疗公平、凝聚民心等战略目标。文化上，马王堆足疗创造性转化将打造中华民族与世界各国进行文明交流互鉴的特色文化名片。总体上会有利于国家对祖国医学等中华优秀传统文化的传承与发展。

经济上，推进马王堆足疗创造性转化可新增一批健康产业企业家，同时新增 1 亿—2 亿个、人均年收入 4 万—8 万元左右的工薪阶层岗位。

这些新增的足疗企业及周边产业，将激活 2 亿多脑力劳动者中一批消费者对于缓解睡眠障碍的足疗需求，也将激活 2 亿多老年人中一批消费者积极用足疗来治疗自己的踝关节扭伤、糖尿病足、膝关节骨性关节炎、不安腿等下肢疾病的消费需求，并大幅度减少因下肢疾病而不良于行的半失能、失能老年患者的数量和比例。推进马王堆足疗创造性转化新增的上亿工薪阶层岗位，可激发内地、农村、农业有就业要求的劳动力获得工作机会的需求。糖尿病足、膝关节骨性关节炎、不安腿等慢性下肢疾病的足疗药包，既需要国内各种地理环境作为生产条件来种植中药材，也需要靠近中药材产地建立中药材加工厂，更要高级足疗工作者根据患者症状和体质开具足疗方，还需要数以千万计甚至上亿的基层足疗工作者将对症下药的足疗方按照医嘱为胃肠手术患者、妇科手术患者、踝关节扭伤者、糖尿病

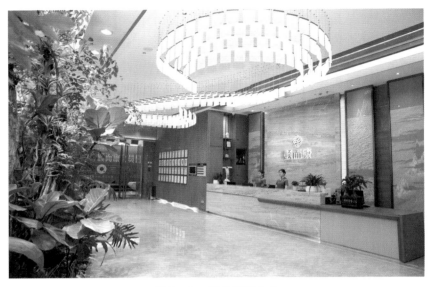

图 5 − 6　现代足浴企业

足患者等实施为期几天、几周甚至数年的足疗服务。马王堆足疗创造性转化将展现巨大的经济价值与社会价值。西方国家一般较少使用足疗，可以作为参照物。我国的胃肠手术患者、妇科手术患者的住院时间将普遍缩短1—3天，住院费用也将相应减少，有利于患者尽快恢复健康，重新回到原来的生活和工作节奏中去。我国约有4000万—6000万糖尿病患者，按比例将产生数千万糖尿病足患者，在基本普及足疗的有效治疗之后，那些本来很可能致残而生活不能自理、过早离开工作岗位的糖尿病足患者或潜在患者，将有效提升生活质量。我国老年人数量多，因子女晚辈在外学习工作而独居的空巢老人比例较高。由于足疗的熏蒸操作简单，足疗的常见手法完全可以借助智能足疗盆或提供社区服务的足疗工作者来完成。

　　政治上，马王堆足疗创造性转化将助推国家实现乡村振兴、健康中国、医疗公平、凝聚民心等战略目标。

　　乡村振兴是中国式现代化的必经之路。乡村振兴之难，在于在内地、农村、农业领域发展朝阳产业。沿海、城市、工业已经将先发优势整合为更利于吸引投资和人才的营商环境。但土地这一最重要的生产资料却是沿海、城市、工业的不可多得的资源。马王堆足疗创造性转化所需要使用的中药材，大部分是我国各地本来就有自然生长的植物。在全国各地因地制宜种植这些中药材，一般不存在太大的生态风险，且比玉米、土豆等农作物种植有相对更高的经济收益。中药材的加工，也不像西药制药企业一样常常是重度污染企业。迄今为止，我国的中药材种植受阻的重要原因之一在于，由于部分人群缺乏文化自信，过于信赖西医西药，拒绝使用中医中药。科学的疗效、较低的费用、安全便捷的使用方法将协同构建马王堆足疗创造性转化的综合软实力。

健康中国战略，是我国致力于维护人民健康的医疗卫生事业战略。随着医疗资源的逐渐下沉以及新农合医保政策的推行，基层人民群众看病难、看病贵的燃眉之急正在逐渐化解。但是，当前困扰很多内地、农村家庭的问题还是因病致贫。家中一旦有因伤致残、因病卧床的老年人，成为半失能、失能老人，缠绵病榻数年、十数年，甚至数十年，就会需要可以外出务工或经商的劳动力滞留家中照顾老人。一方面，半失能、失能老人所需要治疗伤病的医疗费用将增加；另一方面，1—2 名劳动力因照顾伤病老人而缺乏收入来源。此长彼消，这样的家庭往往陷入经济困顿之中。大量长期缠绵病榻的半失能、失能老人的存在，是当前基层医疗机构提供了普遍而有待高质量发展的基层医疗服务而出现的阶段性现象。普遍的基层医疗服务，是指新农合推广以来，我国的医保政策覆盖面达到了前所未有的广度，基层人民群众有病敢进医院求医问药了。但"县-乡-村"三级医疗机构中的优质医疗资源还是稀缺状态，基层医疗服务还待高质量发展。这就需要我国大力实施健康老龄化战略，缩短带病生存期，延长健康预期寿命，提高老年生活质量。因此，健康老龄化战略是新时代健康中国战略的核心内容。很多农村家庭的低保户，都有一位甚至多位长期缠绵病榻的半失能、失能老人。马王堆足疗创造性转化能在一定程度上降低踝关节扭伤、糖尿病足、膝关节骨性关节炎、不安腿等下肢疾病的患者陷入长期缠绵病榻成为半失能、失能老人的困境的概率。试想那些农村家庭的半失能、失能老人，能够下地行走，能够生活自理，无论是对于老年患者自身，还是对于家庭成员，都是具有重大的经济价值和社会价值的。

文化上，马王堆足疗创造性转化将打造中华民族与世界各国进行文明交流互鉴的特色文化名片。

中国是世界文明古国，祖国医学曾经以其科学性、独特性屹立世界医学之林。中医、西医各有千秋，可以融合。马王堆足疗创造性转化属于中医药的现代化事业。中医的科学性必须通过中医优势病种展现出来。中医优势病种指的是在促进患者由疾病状态向健康状态转化的过程中，相对于西医，中医的诊疗具有更为显著的优势。2018 年，95 个中医优势病种的中医临床路径和中医诊疗方案已颁布。其中包括足底病、踝管综合征等多种下肢疾病，还包括水肿病等多种慢性肝肾疾病。马王堆足疗创造性转化是可以通过这些中医优势病种的治疗获得新生的。我国医学界的诸多学者，均接受过专业的现代医学实验训练与临床数据统计分析学习，因而在研究马王堆足疗或临床某种疾病的疗效比较之时，事实上已经在一定程度上完成了马王堆足疗与西医研究方法的交流互鉴。文明交流互鉴应当以文化自信为基础。既然已经出台了 95 个中医优势病种的中医方案，我国的各级医疗机构就应当自觉首选中医方案来治疗这 95 个中医优势病种。既然已有大量临床实验数据科学验证了足疗在众多疾病治疗中的显著疗效，就应当制定培训计划进行推广。如果马王堆足疗创造性转化真正为国家落实健康老龄化战略贡献了应有的力量，马王堆足疗也必将成为文化自信与文明交流互鉴的特色文化名片。

第三节　马王堆足疗学术创新性发展的理验渊源

我国是足部疗法起源最早的国家。它源于我国远古时代人们对身体不适的自发治疗行为，是人们在长期的社会实践中的知识积累和经验总结，从自发到形成理论实践体系再到如今蓬勃的产业发展，已有 3000 多年的历史。马王堆汉墓出土医学如《脉法》《足臂十一脉灸经》以及《阴阳十一脉灸经》甲本、乙本记载部分内容与足疗息息相关。同时，导引图中有关足部的动作亦被有效借鉴、继承、改造并纳入了现代足疗体系。马王堆足疗历经千年、几度兴衰，具有很强的生命力。在新的历史时期，马王堆足疗独特的学术价值需要更深入地挖掘、继承与创新性发展。

一、足疗国内外发展历史

几千年前，我国就有关于足部按摩的记载。据考证，当年足疗与针灸在我国为"同根生"之疗法。我国因此被公认为是足部疗法起源最早的国家。

宋代文豪苏东坡对养生颇有研究，对坚持摩擦足底涌泉穴对身体的益处就大加赞赏，称"其效不甚觉，但积累至百余日，功用不可量……若信而行之，必有大益"。说明中国人很早就对足部按摩有益于健康有很深的了解。中医疗法（包括足部按摩）在唐代即传入日本、朝鲜，元朝以后又传入欧洲。元朝有伯仁之《十四经》如是记载；明朝时期，足部按摩得到进一步发展。后因封建礼教、女子裹脚等轻视足部健康的"政策"、民风，大大影响了该疗法的发展。特别是到了清末年间，这一中国历史文化遗产更是遭到了外国列强的残酷掠夺，一度在国内"销声匿迹"，几乎失传。

20 世纪 30 年代，美国印古哈姆《足的故事》专门介绍了"足部按摩疗法"。1935 年，瑞士玛鲁卡多《足反射疗法》从学术上总结了人类关于足部反射区的自然疗法。1985 年，英国现代医学协会正式将足部按摩方法定为"现代医学健康法"，明确了更高的医学地位。1989 年，美国加州召开了"足反射疗法大会"。

直至 20 世纪末，足疗又在国内"重现江湖"，并以更高的水准流行起来。1991 年，"中国足部反射区健康法研究会"于北京正式挂牌成立。

二、我国古代足疗相关记载

古人曾经有过许多对足浴的经典记载和描述："春天洗脚，升阳固脱；夏天洗脚，暑湿可祛；秋天洗脚，肺润肠濡；冬天洗脚，丹田温灼。"苏东坡曰："热浴足法，其效初不甚觉，但积累百余日，功用不可量，比之服药，其效百倍。"又在诗中写道，"他人劝我洗足眠，倒床不复闻钟鼓"。陆游道，"洗脚上床真一快，稚孙渐长解浇汤"。清朝外治法祖师吴师机在《理瀹骈文》道，"临卧濯足，三阴皆起于足，指寒又从足心入，濯之所以温阴，而却寒也"。

在浩如烟海的典籍中，与古代"足疗"有关的记载，以司马迁《史记》一书为最早。据《郦生陆贾列传》记载："郦生至，入谒，沛公方倨床使两女子洗足，而见郦生。"此句中关于刘邦洗足的描述为足疗宝贵的历史资料。《史记》中的另一条有关"足疗"的记载出现在《酷吏列传》中。张汤是中国历史上著名的酷吏，汉武帝时期官至御史大夫。"河东人李文尝与汤有郤，已而为御史中丞，恚，数从中文书事有可以伤汤者，不能为也。汤有所爱史鲁谒居，知汤不平，使人上蜚变告文奸事，事下汤，汤治论杀文，而汤心知谒居为之……谒居病卧闾里主人，汤自往视疾，为谒居摩足。"张汤的"摩足"之举自然是饱含着感恩之情，同时也反映出"摩足"可能有着缓解生理病痛和精神压力的实际作用。此外，宋代魏了翁在《知耻斋记》一文中说道："其最下则拂须、摩足，舐痔、尝粪又饮溺之极无以议。"唐代许嵩在《建康实录》中记载了南朝梁时，王僧辩、陈霸先联合讨伐叛臣侯景的事件，其誓师词中曾说道："臣僧辩、霸先，荷湘东王泣血之寄、摩足之恩，抽肠沥胆，誓诛奸逆！"叙述宋代历史的《靖康要录》一书也记载有："刘偶者，系蔡攸心腹之人，抚背摩足，无所不至，奸谋诡计多自偶出。"很明显，以上的两处"摩足"都是比喻义，前者乃褒义，后者乃贬义。虽然如此，但由于"足疗"本是一种保健行为，具有现实的功用，所以，我们依然可以在很多典籍中发现相关的记载，乃至有声有色的故事。

古代医书中关于"足疗"的记载很多。距今两千多年前的经典医著《黄帝内经》中"足心篇"之"观趾法"（一种诊疗方法），隋朝高僧所撰《摩诃止观》之"意守足"（常擦足心，能治多种疾病），汉代神医华佗著《华佗秘笈》之"足心道"（意即足底的学问），司马迁《史记》之"俞跗用足病"（"俞"通"愈"，跗指足背），就详细介绍了全身的经络和腧穴，其中有许多是足部的穴位，如肝经的大敦、行间、太冲、内庭、陷谷、冲阳、解溪等。《素问·举痛论》明确指出："按之则气血散，故按之痛。"《素问·厥论》说："阳气起于足五趾之表，阴气起于足五趾之里。"认为足三阴经起于足，足三阳经止于足，足三阴经和足三阳经又与手三阴、手三阳经相互关联，奇经八脉中阴、阳维脉，阴、阳跷脉起于足部，这样足部就与全身脏腑器官通过经脉联系起来。这说明我们的祖先早已认识到脚部的许多敏感反应点（胸穴）与人体内脏器官的关系，并指出：脏腑有病可以通过经络反映到体表穴位，根据不同穴位的症状可以推断相关的脏腑功能出现了问题，为足部治疗提供了理论依据，并发现了足部的许多腧穴和足部跗阳脉诊病法，足部穴位可反映及治疗全身多种疾病，通过对足部进行按摩、针灸等治疗，相应的内脏功能紊乱可以得到纠正，使人体恢复健康，减少疾病发生，起到保健延年的作用。从医学发展史来看，足疗的起源远远早于其他疗法，与针灸同期出现。在远古时期，由于自然界的意外袭击或某些原因造成身体的损伤，使身体产生疼痛不适等症状，人们有意或无意中用手或其他器具触及足部某些部位，发现疼痛缓解，症状减轻，劳累后用热水洗脚可解除疲劳等，人们逐渐认识到通过对足部的刺激可治疗疾病。经过长期的探索和总结，渐渐地演化为现在的足部按摩法、足穴针灸法、足部贴敷法、足部熏浴法、足部功法等足疗法。

长沙马王堆汉墓出土的医学文献《五十二病方》中就有"温烫""药摩""外洗"等内病外治的记载。东汉医学家张仲景《伤寒论》等书及汉代司马迁所著《史记》、《素问·举痛篇》均对足浴对人体的好处作了详细介绍，说明中国人很早就对足部按摩有益于健康有很深的了解。足针治疗疾病，早在《灵枢·根结》中即有刺窍阴、至阳、历兑、冲阳等穴以泻充盛之气的记载。晋代皇甫谧的《针灸甲乙经》中也有所述，且内容较前更为丰富。足部贴敷法治病，在原始社会，原始人就曾用泥土、草叶敷裹伤口。《内经》中记载用白酒掺和桂粉涂敷中风的血脉，是外敷法较早的文字记载。宋代文豪苏东坡对养生颇有研究，对坚持摩擦足底涌泉穴对身体的益处就大加赞赏，称"其效不甚觉，但积累至百余日，功用不可量……若信而行之，必有大益"。明代《普济方》内记述用生附子研末，和葱涎为泥，敷涌泉穴，来治疗鼻渊。足部熏浴法治病，在清代吴尚先的《理瀹骈文》中就有二十余首熏蒸方药。足部功法历史悠久，在古代医书中就有许多足功法的记载。在清代潘霨所著《内功图说》中，就有心功、身功、首功、面功、手功、足功、背功、腰功、肾功等治疗疾病的论述。明朝时期，足部按摩得到进一步发展。但是，受中国两千多年封建社会的封建意识和习俗的影响使得这一古老医术濒临失传。

三、足疗的理论依据

人有四根，即鼻根、乳根、耳根、足根。"鼻为苗窍之根，乳为宗气之根，耳为神机之根，脚为精气之根。"可见鼻、耳、乳仅是精气的凝聚点，而脚才是精气总的集合点。观之临床，头脑清灵，步履轻健均为健康的特征；而头重脚轻，脚肿履艰，为病体之躯。因此，古今中外的养生健身方法，都极为重视足部的锻炼。

人有脚，犹如树有根。树枯根先竭，人老脚先衰。脚对人体起着重要的养生保健作用。足部按摩的原理主要有以下四方面：

1. 血液循环理论。由于心脏有节律地搏动，血液不停地在全身循环流动，成为机体内外物质运输和交换的重要通道。当人体某个器官机能异常或发生病变时，就会产生一些对人体有害的代谢产物沉积在循环通道上。脚在人体最底部，血液中的尿酸晶等有害物质沉积在脚底，不利健康。通过足底按摩，分解沉积在脚底的有害物质，可使其通过汗液、尿液排出体外。脚在人体中距心脏最远，如果脚部末梢循环产生障碍，很容易导致血液循环不畅，进而导致新陈代谢不畅，全身组织器官功能下降。进行足部按摩，可使足部的血液循环顺畅，促进全身血液循环，加速机体新陈代谢，补充营养，使机体健康、正常地运转。

2. 反射原理。人体各个系统能彼此保持密切的联系、合作与协调，是依靠复杂的体液、神经等能量系统来完成的。人体的体表和内脏到处都有丰富的感受器，当感受器接收到外界或体内环境的变化就会引起神经冲动，沿传入神经到中枢神经，中枢神经进行分析综合产生新的冲动，再沿传出神经传至器官、腺体或肌肉，使之作出相应的反应。这就是神经反射的过程。足部分布着由许多神经末梢构成的触觉、压觉和痛觉等感受器，它处于人体最远离中枢神经的部位，其信息传递的途径是足部—脊髓—大脑，而脊髓又与各个脏腑器官连接。因此，足部与人体各个部位和脏器相关联，同样足部受到的刺激也可以传递到全身，是一个反应最敏感的反射地带，所以当人体各部位脏腑器官发生异常时，足部就会出现某些相关的信息。"脚是人的第二心脏"，人的脏腑器官与足底穴位是一一对应的。足部按摩通过反射区促使大脑传导信号，改善人体内分泌和血液循环，调节生理环境。神经系统是机体内起主导作用的调节机构，神经组织遍布人体各个部位，在控制和调节机体活动方面发挥着极其重要的作用。神经组织重要而复杂的生理功能都是通过反射活动来完成的，完成这种活动的基础就是神经元。神经元通过反射活动，保证了机体内部的统一，使各器官的功能活动更好地适应外界环境的变化。足部分布着非常丰富的神经组织，通过有效刺激足底反射区，可使相应组织器官的功能得到调节，使正常的更强壮，不正常的得以改善和恢复。

3. 经络学说。经络学说是中医的主要理论根据，是祖国传统医学的重要内容。《黄帝内经》就记载足部按摩能使人健康的文献《观趾篇》。当代科学已经证明人体经络是存在的，它的结构是经络线，角质层较薄，所以低阻抗；经络循行线非常敏感，周围有非常丰富的神经末梢和神经束；经络循行线上有丰富的毛细血管而且特别密集，代谢血流旺盛，所以是高红外线辐射；经络周围的肥大细胞成锁链状密集排列，所以是高冷光的；经络全程是一条非常细的结缔组织束状态的"通道"，此通道具有高振动音的特性。

经络是一个"通道"，通道受阻人就会感到不舒服。经络循行线是由人体各部位的穴点连接起来的，我们的双足上有很多穴位，当我们按摩足部反射区时，就会刺激这些穴位，它同血液循环和反射原理一样，沿经络循行线进行传导。这种传导方式就像"多米诺骨牌"，从而起到疏通经络的作用。中医认为"痛则不通，不通则痛"，就是这个道理，所以按摩足部反射区可以起到疏通经络的作用。

经络具有联系脏腑和肢体的作用。人体的五脏六腑、四肢百骸、五官九窍、筋骨皮肉等组织器官主要是依靠经络系统的联络沟通，使机体协调统一。经络具有运行气血、濡养周身、抗御外邪、保卫机体的作用。经络内属于脏腑，外络于肢节，沟通于脏腑与体表之间，将人体脏腑组织器官联系成为一个有机的整体。在人体十二经脉中有六条经脉到达足部即足三阴经（足太阴脾经、足厥阴肝经、足少阴肾经）、足三阳经（足阳明胃经、足少阳胆经、足太阳膀胱经）。通过足部刮痧按摩治疗，可以疏通经络，调理脏腑，解除病痛，增强新陈代谢，调节和恢复人体脏腑功能，使失调、病变的脏腑功能得以重新修复和调整，进而达到康复。

从拥有两千多年历史的中医经络学说的角度，更能说明双脚与全身的密切关系。经络学说认为：双足通过经络系统与全身各脏腑之间密切相连，构成了足与全身的统一性。人体十二正经中，有六条经脉即足三阴经和足三阳经分布到足部。足部为足三阴经之始，足三阳经之终。这六条经脉又与手之三阳经、三阴经相连属，循行全身。奇经八脉的阴跷脉、阳跷脉、阴维脉、阳维脉，也都起于足部，冲脉有分支到足部，从而加强了足部与全身组织、器官的联系。因此，脏腑功能的变化都能反映到足部上来。

4. 全息论原理。"全息"，原是物理学中的概念，运用激光拍摄下照片，其底片的一个部分仍可以复制出整体的影像。即每一个局部都包含着整体的信息，只不过局部越小，包含的整体的信息越少，复制出的整体形象越模糊而已。任何多细胞的生物体都是由一个受精卵或起始细胞通过细胞的有丝分裂而来的。因此生物体上任何一个相对独立的部分，都包含着整体的信息，把这样相对独立的部分称为"全息胚"。例如植物的枝叶，人体的手、足耳等，这些全息胚上存在着与整体各个器官相对应的位点，而位点的排列则遵循着人体解剖图谱。中医以局部观全体，把脚看作是人体的全息胚，上面充满了五脏六腑的信息，对脚的按摩就是对全身的按摩。因人的双足与其他全息胚相比，由于面积大而包含着的信息也丰富，复制的整体形象也较清楚，容易辨认和掌握，而且操作简单，故足部按摩作为防病、治疗、保健的一种方法，具有一定的优越性。

足疗，是一种非药物疗法，通过对足部反射区的刺激，调整人体生理机能，提高免疫系统功能，达到防病、治病、保健、强身的目的。

四、足疗的适应证

1. 内科疾病

（1）呼吸系统疾病：如急性上呼吸道感染、慢性支气管炎、支气管哮喘、肺炎、急性扁桃体炎等。

（2）循环系统疾病：如高/低血压、冠心病、心脏病、贫血、心绞痛、下肢静脉曲张等。

（3）消化系统疾病：如慢性胃炎、胃与十二指肠溃疡、慢性结肠炎、慢性肝炎、肝硬化、胆囊炎、胆结石、痔疮等。

（4）泌尿系统疾病：如慢性肾小球肾炎、泌尿系结石等。

（5）代谢及内分泌系统疾病：如糖尿病、肥胖病、甲状腺功能亢进症等。

（6）神经系统疾病：如脑动脉硬化症、脑血管意外后遗症、三叉神经痛、坐骨神经痛、神经衰弱、癫痫、焦虑症等。

2. 妇科疾病：如月经不调、痛/闭经、功能性子宫出血、带下病、盆腔炎、更年期综合征、不孕症、性冷淡症等。

3. 皮肤科疾病：如痤疮、黄褐斑、脂溢性脱发、白发、湿疹、神经性皮炎、牛皮癣、斑秃、带状疱疹等。

4. 伤科疾病：如肩周炎、颈椎病、慢性腰肌劳损、退行性脊柱/膝关节炎、腰椎间盘突出症等。

5. 眼科疾病：如老年性白内障、开角型青光眼、近视眼、迎风落泪、老花眼等。

6. 耳鼻咽喉口腔疾病：如慢性鼻炎、鼻窦炎、慢性咽炎、口疮、耳鸣、中耳炎、牙痛等。

7. 肿瘤科疾病：如乳腺癌、肿瘤放疗与化疗反应等。

8. 男性疾病：遗精、阳痿、早泄、前列腺炎、前列腺肥大、睾丸炎、附睾炎、男子不育症等。

9. 儿科疾病：小儿厌食症、小儿遗尿、小儿惊风、小儿营养不良等。

10. 老年疾病：冠状动脉硬化、帕金森症、中风后遗症、半身不遂等。

五、足疗的方法

国内足疗主要有 3 种形式：

1. 以足部反射区及若石健康法为主，手法有若石按摩手法和传统中医按摩手法。

2. 以足部穴位为主，以足部针刺手法为主。

3. 足部反射区与传统穴位结合，手法亦为上两种手法结合。

常用手法

（一）单食指扣拳法

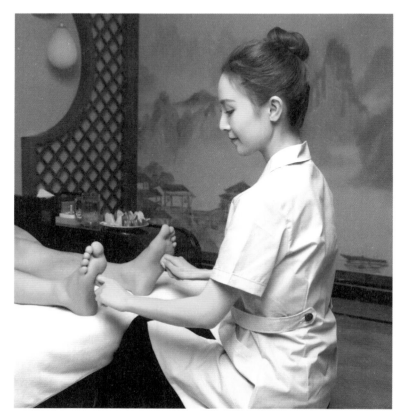

图 5 - 7　单食指扣拳法

单食指扣拳法是指施术者一手扶持受术者的足，另一手半握拳，中指、无名指、小指的第 1、2 指间关节屈曲，以食指中节近第 1 指间关节（近侧指间关节）背侧为施力点，作定点顶压。此法适用于肾上腺、肾、小脑和脑干、大脑、心、脾、胃、胰、小肠、大肠、生殖腺等足底反射区。

（二）双指钳法

要领：操作者的无名指、小指第 1、2 指关节各屈曲 90 度紧扣于掌心，中指微屈后插入到被按摩足趾与另一足趾之间作为衬托，食指第 1 指关节屈曲 90 度，第 2 指关节的尺侧面（靠小指侧）放在要准备按摩的反射区上，拇指指腹紧按在食指第 2 指关节的桡侧面上，借拇指指关节的屈伸动作按压食指第 2 指关节刺激反射区。

发力点：靠拇指指关节的屈伸动作带动食指对反射区发力。中指不发力只辅助衬托作用。适用范围：颈椎反射区、甲状旁腺反射区。

（三）拇指腹按压法

拇指腹按压法是指以拇指指腹为着力点进行按压。此法适用于内肋骨、外肋骨、气管、腹股沟等反射区。

（四）单食指钩掌法

要领：操作者的中指、无名指、小指的第 1、2 指关节屈曲 90 度紧扣于掌心，食指第 1 指关节屈曲，第 2 指关节屈曲 45 度，食指末节指腹指向掌心，拇指指关节微屈，虎口开大，形成与食指对峙的架式，形似一镰刀状。

发力点：食指第 1 指关节屈曲 90 度后顶点的桡侧（靠拇指侧）或食指末节指腹的桡侧或食指第 2 指关节屈曲 45 度后的顶点。

适用范围：足底反射区、足内侧反射区、足外侧反射区。

（五）拇指推掌法

要领：操作者的食指、中指、无名指、小指的第 1、2 指关节微屈，拇指指腹与其他 4 指对掌，虎口开大。

发力点：拇指指腹的桡侧。

适用范围：足内侧反射区、足外侧反射区、足背反射区。

在手法前后辅以足浴药物浸泡。足浴时，水的温度一般保持在 40 ℃左右，水量以能淹过脚踝部为好，双脚放热水中浸泡 5—10 分钟，然后用手按摩足部。按摩的手法要正确，否则达不到祛病健身的目的。日常保健可以每晚用热水浴脚后坐在床边，将腿屈膝抬起，放在另一条腿上，膝心歪向内侧。按摩左脚时用右手，按摩右脚时用左手，交替按摩，直到局部发红发热为止。动作要缓和、连贯，轻重要合适。刚开始速度要慢，时间要短，等适应后再逐渐加快按摩速度。在按摩脚心的同时，还要多动动脚趾。大拇趾是肝、脾两经的通路。多活动大拇趾，可疏肝健脾，增进食欲，对肝脾肿大也有辅助疗效；第四趾属胆经，按摩之可防便秘、肋骨痛；小趾属膀胱经，能纠正妇女子宫体位。所以，足浴后按摩脚底、脚趾具有重要的保健医疗作用。尤其对神经衰弱、顽固性膝踝关节麻木痉挛、肾虚腰酸腿软、失眠、气管炎、慢性支气管炎、周期性偏头痛、痛经及肾功能紊乱等都有一定的疗效或辅助治疗作用。

足浴时，在热水中加入某些药物，还可防治脚癣、脚干裂、脚臭、脚汗过多、足跟痛、冻疮、下肢浮肿麻木、四肢不温、行动无力、感冒、风湿性关节炎及夜尿频症。

自用按摩手法参考：

一、含苞未放：把脚擦干，之后涂抹润肤油。

二、金鱼摆尾：双手横向拍打双脚外侧，起到放松小腿肌肉的作用。

三、隔墙有耳：双手握住一只脚，向内稍用力挤压。

四、仙鹤展翅：双手在脚背处上下搓热整个脚部，起到循环血液的作用。

五、细水长流：点住脚心轻压，有助于身体排泄废物。

六、蜻蜓点水：轻刮大脚趾，能够改善头痛头晕，有助睡眠。

七、火烧连营：中指、食指关节按压脚底穴位，能够缓解胸闷症状。

八、仙人指路：食指轻刮脚趾，达到舒筋活血的作用。

九、重于泰山：双手轻轻挤压脚侧，能提高人体的免疫力。

十、排山倒海：双手交错按压脚背与脚心。

十一、大功告成：双手轻捏脚背穴位，能缓解头痛头晕等症状。

六、马王堆足疗相关治疗方法

1. 小儿中药足浴

小儿中药足浴法同其他药浴疗法一样，有着悠久的历史，马王堆汉墓出土的《五十二药方》载有"婴儿病痫方，取雷尾三果治，以猪煎膏和之。小婴儿以水半斗，大者以水一斗，三分和取一分置水中，挠以浴之"。《黄帝内经》中也有"其有邪者，渍行以汗"，可见当时已提倡用沐浴疗法了。隋唐时期《肘后备急方》《千金要方》《外台秘要》《伤寒》治疗小儿各种疾病的浴儿、浴足十一首等等。宋代儿科医家钱乙将本疗法用于儿科证治。清代吴尚先收集前人大量外治经验，一生采用外治法治疗疾病，成为真正的小儿中药足浴法的鼻祖。国内继承最系统的小儿中药足疗法为郑氏小儿中药足疗法，从晚清开始，经过郑氏红药几代人的传承和发展，积累了大量的经验，使小儿中药足疗法从理论到实践都得到了进一步完善。

2. 马王堆导引图

作为一种养生保健的术式，"导引"在中华文化的历史长河中绵延了数千年，现存最早的医书《黄帝内经》便有关于导引的记载，而后庄周之《庄子》、葛洪之《抱朴子》等均有阐述。《吕氏春秋·古乐》有这样的记载："昔陶唐氏之始，阴多滞伏而湛积，水道壅塞，不行其源，民气郁阏而滞着，筋骨瑟缩不达，故作为舞以宣导之。"

1973 年长沙马王堆三号汉墓出土帛画《导引图》，则是迄今为止发现最早、最完整的古代导引图解。中国古代传统体育活动经历了一个由生产、生活行为、军事手段到有较强竞技性和娱乐性的休闲健身活动的发展过程，其中重要的一大门类便是诸如导引、行气、按摩等形式的保健养生休闲健身活动。相关文献和各种出土文物资料显示，作为一种呼吸运动和躯体运动相结合的医疗体育活动，"导引"在中国传统哲学思想的影响下，亦从一般的养生保健术式逐渐成为一种杂糅了中国古代传统体育、保健、医疗、养生等内容的文化范式，具有独特的文化魅力（图 5 – 8）。

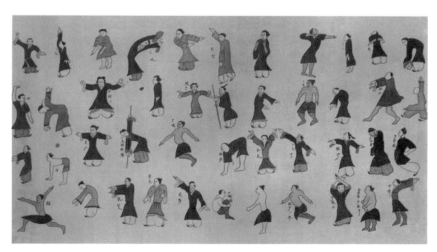

图 5 – 8　《导引图》复原图

马王堆出土的《导引图》高约 50 厘米，长约 100 厘米，上下共四层，每层 11 幅小图，描绘了 44 个不同运动姿态的人物，每图高 9—12 厘米不等。在这44个图像中，除残缺者外，尚存31处图像外侧书写有简短的文字。从画面及文字内容来看，导引术中有较大一部分隶属"仿生类导引"，即图式来源于对自然物事和形象的模仿，人物肢体呈现出如鹰、鹞、鹤、熊、猿、龟等动物的动作和体态特征。这表明我国古代的导引，到秦汉时期已达到相当高的水平了。44个动作栩栩如生，可大致分为3类：模拟动物类、专治疾病类、健身与治病结合类。导引图的出现，填补了我国古代导引学的一段空白，对于研究我国古代医疗体育，特别是导引发展史具有重要意义，同时又为我们提出了新课题：如何将千百年的历史沉积与当今快节奏、数字化生活的社会相谐，并为之服务。鉴于此，根据复原后的《导引图》帛画，邱丕相新编了一套马王堆导引术。此功法承前人之养生结晶，也代表了我国武术界、医学界前辈们追求健康、服务大众的心愿。这套"导引术"体现了以下几点：①尽可能以原图及复原图为根据；②创编动作根据古代导引史书的记载；③依据中医相关理论；④遵循马王堆整理小组和他人的研究成果；⑤根据现代人锻炼的程式化特点。实践证明，马王堆导引术功法的应用，对于保健身体、增进健康、治病防病有着十分重要的意义。

此功法大部分动作都为站立完成，在身体各部位运动的同时，足底的穴位受到不同方向不同力的作用，激发足底穴位的经气。从广义上来说，足疗的施术范围可至足踝以上腘底以下，因此，一些叩击、按摩到小腿的术式如"引胃痛"：身弯腰，以两拳叩击足三里穴。其原理为："经络者，所以能决生死、处百病、谓虚实，不可不通也。"经络学说认为"人体经络是气血通道"，卫气营血是人体的生命物质，"引胃病"此式通过对胃经足三里穴的良性刺激，刺激整条脉络，增强血管的通透性能，使血液流动畅通，加上叩击气道的作用下，致使血液流动循环加快，通过经气运行时激发气道间隙中的神经感受器，由外围神经传入中枢到达大脑皮质，由神经系统的信息反馈调动机体的内在抗病能力，调整脏腑及营卫气血，通经活络，使经气血调和，消除不适，达到治病、健身的目的。

导引方法（叩、拿、按）的运用是一种良好的生物物理方法，作用于人体的一定部位，对体表产生压力和摩擦力，发生一系列的生物、物理变化，以影响神经传导，改变人体的神经以及神经体能的调节作用，从而达到促进某一组织器官功能的作用，其原理与足疗有共同之处，其部分术式也对足膝部有刺激作用。由此，马王堆足疗与马王堆导引术关联起来。

七、马王堆足疗特色

1. 中医养生与现代医学相结合

马王堆足疗将传统医学与现代医学相结合，其中医养生理念和方法，对我们当今的养生保健仍具有很强的借鉴意义。马王堆足疗是将中医养生理论和方法与现代医学中的足部反射区理论相结合，通过足部按摩、足浴等方式，对人体脏腑功能、经络气血等进行调理。马王堆足疗的原理是通过脚底反射区对人体脏腑功能、经络气血等进行调理，从而达到养生保健、防病治病的目的。现代医学研究发现，人体主要器官和系统的疾病都可通过足部反射区得到有效治疗。如糖尿病足、静脉曲张等都可以通过足底反射区得到有效治疗。因此，马王堆足疗可作为一种具有突出疗效和特色的中医养生保健手段。在马王堆足疗的理论体系中，中医养生理论和方法是核心，其基本原理是：人的五脏六腑，通过足浴等方式进行足部按摩，可以有效刺激和按摩身体各个脏腑，达到疏通经络、调和气血、调理脏腑功能的作用；同时，马王堆足疗中的一些重要穴位如涌泉穴、太冲穴等也与人体脏腑有直接联系，通过足部按摩可以对人体起到调理作用，使人的身体达到健康状态。

现代医学研究也证实，人体的内脏和各个器官在体表都有一定的投影区和反射区。当身体某个部位发生病变时，会在这些投影区或反射区上有所反应。比如，高血压患者会出现高血压反射区，即有红色斑点或条索状凸起。在马王堆足疗中，以足底为主要反射区（图）的疗法便是对这些反射区进行刺激和按摩，通过刺激穴位、疏通经络、调节脏腑功能等手段对身体进行调理。

现代医学认为，人的足部穴位与全身各脏腑器官有着密切联系。其中足心穴位与心、肝、脾、肺、肾等脏腑器官有密切关系，如果足底有一些颜色或皮肤性状变化时，就表示相应的脏器已经发生病变。

足底穴位与人体各脏器器官有着直接联系。如涌泉穴是肾经的起点，位于足底中心凹陷处；太冲穴是肝经的起点，位于足大趾与第二趾之间的缝隙向足心方向直下 1.5 寸；太冲穴在足部第一跖骨小头前下方凹陷处。此外，太冲穴是肝经，是调节肝经气血的重要穴位之一。

2. 马王堆足疗以预防和治疗疾病为核心，注重功能调理

马王堆足疗作为一种传统中医疗法，其基本方法是通过足部反射区的刺激，达到调节机体功能、防病治病、益寿延年的目的。在马王堆足疗中，足部包括足底反射区、足底压痛点。

在足底压痛点上有很多穴位，这些穴位能够反映身体某一部位的情况，通过刺激这些穴位能够达到调整脏腑功能、防病治病的效果。

在足底反射区，足底部有丰富的神经末梢，这些神经末梢能够传递人体内各个脏腑器官的变化，因此通过刺激足部可以调节脏腑器官的功能。足底反射区还可以产生多种化学物质，这些化学物质具有抗菌、抗炎、镇痛等作用，能够有效地预防和治疗疾病。此外，马王堆足疗通过刺激足底反射区还能产生生物电，生物电通过神经传导到大脑产生兴奋，这种兴奋对大脑具有调节作用。通过刺激人体内各个器官组织的活动，促进血液循环和新陈代谢，使人体各系统器官功能得以调节，从而提高机体免疫力和抗病能力。通过一系列的物理、化学及生物刺激反应后产生的生物电，可促使神经肌肉兴奋性的提高。在足底反射区产生的生物电还可以对心脏、呼吸、消化系统、内分泌系统等各系统的功能进行调节。

足部反射区与神经系统紧密相关，神经反射与体液调节具有密切联系，足底反射区的神经末梢能够传递人体内各器官组织的变化，这些神经末梢能够向大脑发出信息，从而使大脑产生兴奋。神经兴奋之后就会导致人体内的体液调节发生变化。体液调节是指人的体液在机体内运行进行平衡和协调的过程，当人体内的体液出现失衡时就会产生疾病。神经活动是人体内各种生理和病理过程中复杂而协调的生理反应。因此通过对足底反射区进行刺激，可以调节脏腑功能和代谢过程，从而达到治疗目的。

此外，足部反射区还与内分泌系统紧密相关。内分泌系统是一个复杂而协调的系统，是通过内分泌腺分泌激素来进行调节，能影响全身各系统器官组织的功能。马王堆足疗通过对足底反射区进行刺激，可以调节内分泌系统的功能。

3. 马王堆足疗从传统中医养生中汲取了营养，形成了自己独特的养生理念

马王堆足疗是中医足疗的重要组成部分，也是中医养生的重要内容。其最大的特色就是以传统中医养生理论为指导，强调经络学说，强调以脏腑为核心、以经络为脉络、以脏腑功能活动为主导的整体调节，内外兼治，对人体进行全面调理。马王堆足疗以中医"内病外治"理论为基础，采取经络疗法和中药药浴、足底按摩等方法，通过人体足部反射区和经络穴位，疏通经络，调和气血，平衡阴阳，扶正祛邪，调整脏腑功能。马王堆足疗疗法的主要方法有：足浴、按摩、针灸、推拿等。

马王堆足疗疗法独特的养生理念是在长期的实践中逐步形成的，它对中医养生理论形成具有重要意义，对促进人们健康长寿也起到了积极作用。

（1）阴阳平衡是养生的核心理念。阴阳平衡是指事物矛盾双方相互依存、相互斗争又相互制约，达到相对的统一，从而维持事物发展变化的一种状态。《黄帝内经》提出了"阳气者，若天与日，失其所则折寿而不彰"的著名论断。在中医养生理论中，阴阳是养生的核心和根本，而平衡是阴阳的具体表现形式，人体内阴阳平衡则健康长寿。

马王堆足疗通过刺激足部反射区和经络穴位，使脏腑功能协调、气血畅达、阴阳平衡，从而达到健康长寿的目的。在足疗过程中要重视人体内部阴阳平衡，在此基础上调整机体内部的组织结构及生理功能，以达到阴阳平衡的目的。

（2）从整体出发进行调理。马王堆足疗主要通过刺激足部反射区和经络穴位进行调理人体健康。足部反射区是由若干个相对应的反射区组成，人体内各个器官组织及部分功能活动都有相应的反射区与之相对应，如果根据其相应的反射区进行调理，则能起到调节人体内各个器官组织及部分功能活动的作用。

在刺激足部反射区和经络穴位时，要做到"先整体、后局部"的原则。整体是指人体内部和谐统一；局部是指人体内各个器官组织及部分功能活动都有相对应的反射区。先整体后局部是指人在进行足部刺激时要注重人体内部阴阳平衡以及脏腑功能活动的调整；先局部后整体则是指对人

体内部器官组织及部分功能活动进行调节时要注意其相对应的反射区以及局部。在具体操作时要做到整体与局部相结合、调理与治疗相结合，以达到养生保健目的。

4. 马王堆足疗以"经络穴位"为基础，开展足部经络养生

经络穴位是人体内运行气血、联系脏腑和体表及全身各部的通道，是人体功能的调节系统。人体有五大系统，包括卫气系统、脾胃系统、肝胆系统和肾经系统等。其中卫气系统就是人体的防卫部队。卫气在体内循行路线为十二经脉，又分别与五脏六腑、四肢百骸、五官九窍及皮肤肌肉等相连，形成一个完整的网络体系。《黄帝内经》中说，"头为诸阳之会"，"手少阴心经之别，别于足少阴之为经"，说明人体足部的经络穴位与内脏有密切关系。所以马王堆足疗在原有足底穴位按摩的基础上，又增加了足部反射区功能，通过对反射区经络穴位的刺激作用于内脏器官及全身各部，调整内脏功能使其达到平衡状态而达到保健目的。在中医理论中有"人体有十二条经络"之说，所谓经络是指运行气血、联系脏腑和体表及全身各部的通道。《素问·灵兰秘典论》曰："十二经者，人之所以生、长、化、收、藏，全赖此也。"

十二经又称经脉，是人体经络系统中分布最广、流布最畅的经脉，共有络脉 1538 条，其中有联系内脏器官及全身各部的经脉如下表所示：

经脉联络脏腑器官图

经脉名称	联络的脏腑	联络的器官
手太阴肺经	起于中焦，属肺，络大肠，还循胃口	喉咙
手阳明大肠经	属大肠，络肺	入下齿，夹口，鼻
足阳明胃经	属胃，络脾	起于鼻，入上齿，环口夹唇，循喉咙
足太阴脾经	属脾，络胃，流注心中	夹咽，连舌本，散舌下
手少阴心经	属心，络小肠，上肺	夹咽，系目系
手太阳小肠经	属小肠，络心，抵胃	循咽，至目内外眦，入耳中，抵鼻
足太阳膀胱经	属膀胱，络肾	起于目内眦，至耳上角，入络脑
足少阴肾经	属肾，络膀胱，上贯肝，入肺中，络心	循喉咙，夹舌本

续表

经脉名称	联络的脏腑	联络的器官
手厥阴心包经	属心包，络三焦	
手少阳三焦经	属三焦，络心包	系耳后，出耳上角，入耳中，至目锐眦
足少阳胆经	属胆，络肝	起于目锐眦，下耳后，入耳中，出耳前
足厥阴肝经	属肝，络胆，夹胃，注肺	过阴器，连目系，环唇内

十二经脉及其分支在体表的分布，是气血运行的通路，也是经络系统的主体。

人体的经络具有调控全身气血运行和脏腑功能的作用。通过刺激足底穴位，可以使体内气血运行通畅，调节脏腑功能；可以疏通全身经络，对五脏六腑起到良性刺激作用。它还可以通过调整脏腑功能而影响人体整体功能，从而达到防病治病的目的。在足疗中要对足底的反射区进行刺激，其具体操作方法如下：

患者平躺在床上，足心朝外，先用左手掌按在左足心的涌泉穴上（此处为肾穴），右手从足背向脚踝方向推搓至足底涌泉穴下方3—5厘米处。然后右手拇指按压足三里穴（位于外膝眼下3寸）1—2分钟后换另一只脚。

5. 马王堆足疗注重足部与人体脏腑的关系

现代医学认为，人体各脏腑器官，通过神经反射和经络作用，通过相应的脏腑功能活动，相互协调配合，使人体形成一个相对稳定的动态平衡系统。足部保健与脏腑有直接关系，中医认为人有五脏六腑、十二经脉、三百六十五络、十二经水之轮回，与"五脏六腑皆连于足"相吻合。现代医学研究表明，足部与内脏有着直接或间接的关系，如经络和神经通过足部的反射区来调节内脏器官的功能。人的穴位都分布在足部特定的部位上，足部按摩、保健疗法可以调节人体脏腑功能。所以，马王堆足疗不仅可以治疗疾病，而且能起到保健强身的作用。现代医学认为，人的五脏六腑的生理功能都是靠经络系统来调节，而足部经络和脏腑有着直接或间接的关系，足部按摩、保健疗法能够调节脏腑功能，从而使人保持健康状态。

6. 足疗养生健康效果显著

通过对足部穴位的刺激和按摩，能够达到调节内脏功能、预防和治疗疾病的作用，同时能起到调节内分泌系统、促进新陈代谢的作用，从而使人达到健康长寿的目的。

《黄帝内经》中记载："五脏六腑之精气皆上注于目而为之精。"足疗能起到调整脏腑功能，促进新陈代谢和血液循环，使人皮肤细腻、面色红润、耳聪目明、精力充沛。

《黄帝内经》中还记载："足者人体之本，精生血，气生神，气神生志。"人体各部位都有对应的穴位、反射区，当人的身体出现不适时，可以通过按摩反射区来改善自身状态。

马王堆足疗通过足部反射区的刺激和按摩，可达到调节脏腑功能、促进新陈代谢、改善血液循环、缓解疼痛症状、调节内分泌系统等功效。

同时，足与五脏六腑有着直接或间接的关系，如"足为肾经之首"。中医认为肾藏精，主骨与肌肉。腰为肾之府，"足为肾经之根"。可见足是肾的根之所系，所以在临床上有"人老腿先老""肾为先天之本""肾主骨"等说法。

中医学认为人体脏腑与足的关系密切相关：五脏六腑功能失调则会导致疾病发生，又可使脏腑功能失调进而加重病情。所以马王堆足疗可以通过刺激足部反射区来调节脏腑功能，从而达到防治疾病、预防衰老和延年益寿的目的。

7. 马王堆足疗采用多种治疗手段，缓解足部疾病症状

马王堆足疗采用中药泡脚、针灸、推拿、拔罐、刮痧、敷贴等多种手段，针对不同病症，对人体进行综合调理，能缓解患者的症状。通过经络疏通、活血化瘀来调节脏腑功能，提高机体免疫力；通过对穴位进行刺激和按摩，促进血液循环，达到祛病强身的目的。

马王堆足疗具有丰富的临床经验和独特的疗效，在临床上广泛应用于治疗类风湿关节炎、风湿性关节炎、慢性腰腿痛等疾病。随着足部健康理念的不断发展与完善，马王堆足疗将为更多人带来健康。

马王堆足疗以其丰富的理论和丰富的实践经验为基础，将传统医学与现代医学相结合，是我国足部保健历史悠久的瑰宝。传承千年，马王堆足

疗必将绽放出新的光彩。

8. 马王堆足疗是中医治未病理论在足部的体现

中医的养生理论基础是"天人合一"的整体观。作为自然界中的一个物种，人与自然界是一体的，人的健康状况与自然息息相关。任何脏腑经络都是按一定规律分布在人体内，如心、肺、肝、肾、脾等脏腑在足部有相应的反射区，在这些反射区中任何一个发生病变，都会反映到全身。因此，中医养生理论把人体的健康状况与大自然和自然界的平衡联系起来，人应该顺应自然和自然规律来养生，使自己不生病或少生病。而马王堆足疗则是运用中医理论和养生方法，对人体足部进行推拿按摩、针刺等刺激和药物等调理。它不但是中医治未病理论在足部的体现，更是人们在日常生活中加强自我保健、预防疾病发生的重要手段。《黄帝内经》曰："上古之人，其知道者，法于阴阳，和于术数，食饮有节，起居有常，不妄作劳。"人体健康是一个系统而有序的整体，是一个有机的整体，人与自然、社会环境息息相关。随着社会经济的快速发展及人们生活方式和行为方式的改变，人们面临着各种压力与挑战。

现代医学研究发现：压力、疲劳、焦虑、精神紧张、睡眠障碍、免疫功能低下等都会引起机体内分泌紊乱；而内分泌紊乱则会引起脏腑功能失调或免疫功能下降等。同时，现代生活中人们饮食习惯不良以及不良生活方式导致的肥胖，也是各种疾病发生和发展的危险因素。因此，通过对足部进行刺激来调整机体内分泌系统及免疫功能，可有效预防和治疗各种疾病。

中医认为："经脉者，所以决死生、处百病、调虚实，不可不通。"人体脏腑经络系统通过足部的皮肤、神经、血管等组织器官与外界进行信息交换和能量交换，可见人体经络与足部对应关系非常密切。人们可以通过对足部进行刺激来达到调整脏腑功能和促进血液循环的作用从而达到治疗疾病的目的。

人体穴位在足部反射区是非常多的，而且分布非常广泛；但是足部与全身联系密切，所以可以通过按摩穴位达到治病保健的目的。

《黄帝内经》曰："血气者，喜温而恶寒……"足部是离心脏最远的地方，所以血液循环相对较差；同时足部穴位有近百个之多。如涌泉穴为肾经第一穴，长期刺激涌泉穴可以补肾壮阳、强腰膝；血海是心包经上的一个穴位，长期刺激可以调理心脏功能；三阴交是脾经、肝经、肾经的交会穴。

八、马王堆足疗学术创新发展之路

习近平总书记指出："我们要加强考古工作和历史研究，让收藏在博物馆里的文物、陈列在广阔大地上的遗产、书写在古籍里的文字都活起来，丰富全社会历史文化滋养。"

2024年是马王堆汉墓文物出土50周年。50年来，党和国家高度重视对马王堆出土文物的研究，尤其在医学领域出版了不少研究著作，发表了不少相关的论文和学术成果，为大力弘扬我国中医文化、充分挖掘中医药宝库作出了重要贡献。未来可以通过系统梳理50年来马王堆医学研究成果、举办马王堆足疗研讨会、加强对马王堆遗址保护、推动文旅康产业发展、打造"马王堆足疗"医疗保健工程、开发"马王堆足疗"保健手法操等多种途径，有效推动马王堆足疗学术的创新发展。

总之，马王堆足疗学术思想作为马王堆医学研究的重要组成部分，是祖国医药卫生事业发展的一部分。马王堆足疗学术思想的发展必将有力推动祖国医学事业蓬勃发展，推动祖国医学走向世界，为构建人类卫生健康共同体贡献中医智慧和中医力量。

第四节　马王堆足疗学术创新性发展的理验探究

历经千年的传承与创新，马王堆足疗近年来取得了显著发展。在继承传统中医经络理论的基础上，马王堆足疗结合了现代医学知识，不仅在技术手法上进行了精细化改进，还引入了先进的仪器设备，提高了足疗的效果与舒适度。这种创新不仅体现在对足部穴位的精准按摩，还包括了针对不同人群的定制化服务，如针对老年人的关节炎护理、白领一族的颈肩舒缓等。同时，马王堆足疗还融合了中药泡脚、热敷、精油按摩等多种方法，形成了一套独特的足疗体系。这一系列的创新发展，使马王堆足疗在保健行业中独树一帜，不仅为人们带来了身心的舒缓，也为传统中医文化的传承与发展注入了新的活力。

马王堆汉墓出土了许多的医学古籍，这些医学古籍的发现具有重大意义，对现代社会研究两千年前的中国古代医学以及中医学的发展提供了重要的文献参考。在马王堆出土的古籍医书中，也发现了与足疗相关的帛书《足臂十一脉灸经》和《阴阳十一脉灸经》等，这两部脉灸经记载了最早的经络学说，经络学说经过不断发展的过程，在《黄帝内经》中形成完善的理论。经络理论是中医的主要理论根据，也是足疗最为重要的理论来源，为足疗治疗人体疾病和保持人体健康提供了强有力的理论支持。在《黄帝内经》中的"足心篇"就记载有"观趾法"，这可以证明我国是足部疗法起源最早的国家。马王堆汉墓也曾出土过一幅古人祈求长生不老的帛画《导引图》，由此可知在距今两千多年的西汉，古人就已经有了习练气功、足疗推拿、按摩穴位等保健习惯。在中医文化中，足浴疗法具有悠久的历史，它源于我国远古时代，是人们在长期的社会实践中的知识积累和经验总结，延续至今已经有好几千年了。马王堆医书古籍的出土，证明了足疗的兴起并非毫无根基可言，足疗是在前人一代又一代的实践与继承中发展起来的，足疗不仅仅能治疗身体的疾病，而且可以达到养生保健的目的，具有很多益处，而且操作简单，受到的限制条件较少，基本上有需求的人随时都可以进行足疗。

足疗是一种非药物疗法，主要是采用足部中药浴足和足部按摩的方式，通过对足部进行按摩而刺激足部的反射区，加上足部药浴的协同作用而发挥效用。足疗可调整人体生理机能，提高免疫系统功能，以达到防病、治病、保健、强身的目的。在足浴时，在热水中加入某些药物，还可防治脚癣、脚干裂、脚臭、脚汗过多、足跟痛、冻疮、下肢浮肿麻木、四肢不温、行动无力、感冒、风湿性关节炎及夜尿频等诸多症。借助于药物的药力和热水的热力，能够充分促进药物吸收，通达全身，从而促进人体血液循环，调理内分泌系统，增强人体器官机能，达到防病治病的效果。同时结合足部的按摩，疗效更为显著。足部按摩治病保健作用的机理就是以对反射区的良性刺激，而达到调整组织器官生理机能的作用，使体内产生自愈力。所以对多数反射区来说，刺激强一点，痛感重一点，效果就更好，不痛则无效。足部穴位反射区按摩还能疏通经气、调理气血，以达到托毒透邪、补肾活血养血的功效。实践证明，足浴是一种简便易行、效果可靠的自我保健方法。故我国民间素有"睡前一盆汤"的习惯做法，和"春天洗脚，升阳固脱；夏天洗脚，除湿祛暑；秋天洗脚，肺润肠濡；冬天洗脚，丹田温灼"的说法。当今社会，大众的生活品质提升，健康意识增强，对健康的渴求比以往任何时期来得都要迫切，足疗的需求也持续增加，足疗行业也越来越红火，各地都非常火爆，尤其是在马王堆帛书出土的湖南省长沙地区，在大街上几乎随处可以见到有关足疗的店铺，一些大的店铺还经常人满为患，需求很大，显得有些供不应求。很多来湖南长沙旅游的外地人，深受网络宣传和亲戚朋友介绍的影响，也纷纷加入到了体验足疗文化的广大队伍里面，成就了如今异常红火的足疗文化。足疗不仅是一种休闲消遣的方式，更成为一种养生保健的生活方式。足疗是一种传承于古代，发展繁荣于当今社会的养生保健和治疗疾病的方法。在无数先辈的尝试与实践中，足疗不断地创新和发展，其中包括足疗理论知识得到了补充，然后趋于完整，发展出了除经络理论外的血液循环理论、反射理论和全息胚理论；足疗技术也经过不断发展，足疗治疗的疾病范围逐步扩大，用于治疗一些现今多发疾病疗效很显著；足疗的从业人数也在逐步增加，他们还都具有一定的足疗相关知识；还有足疗的按摩手法和足浴的方法等都得到改进而后趋于规范化，并且足疗的器具也在满足人们需求的同时进一步革新。

一、足疗理论学说的创新性发展

马王堆足疗最重要以及最初的理论是与中医经络学说相关的，并且经络理论最早源于湖南长沙马王堆汉墓出土的《足臂十一脉灸经》和《阴阳十一脉灸经》这两部帛书。这两部脉灸经全面地论述了人体十一条经脉的循行走向和所主治的疾病，这是我国最早专门论述经络学说的文献。其中《足臂十一脉灸经》记述了足太阳、足少阳、足阳明、足少阴、足太阴、足厥阴、臂太阴、臂少阴、臂太阳、臂少阳、臂阳明等十一脉的走向，且均由四肢末端流向躯体中心或头面方向，有向心性的规律。还要说明的是，这部医书所记载治疗疾病的方法全部为灸法，反映了早期经络学说之面貌。《阴阳十一脉灸经》也是经络专著，但成书年代稍晚于《足臂十一脉灸经》。《阴阳十一脉灸经》中记载了足钜阳脉、足少阳脉、足阳明脉、肩脉、耳脉、齿脉、足太阴脉、足厥阴脉、足少阴脉、臂钜阳脉、臂少阴脉等十一脉的循行路线以及各脉的是动病、所生病，同样这部医书所记载的治疗疾病的方法也均为灸法。还值得关注的是，《阴阳十一脉灸经》其脉之循行方向相较于《足臂十一脉灸经》有所调整，出现了肩脉由头部起始，经上肢外侧而止于手部；足太阴脉由少腹起始，经下肢内侧而止于足部的远心性方向。但是依据《阴阳十一脉灸经》所载内容，其脉与脉之间尚没有相互衔接之联系。可以看出，《阴阳十一脉灸经》相比于《足臂十一脉灸经》显然是进步和丰富了许多。马王堆足疗经络理论的成熟并不是一蹴而就的，它也是在不断发展和完善的过程中形成的，这个完善的过程需要无数医家的共同努力以及实践。之所以说马王堆足疗理论的形成是一个探索的过程，是因为这两部灸经所记载的经络理论存在许多的不足，并不是成熟的理论，并且是在中医经络理论成熟以前就已经存在了。《足臂十一脉灸经》较为古朴，成书年代似乎较《黄帝内经》为早，《阴阳十一脉灸经》成书年代则稍晚于《足臂十一脉灸经》，但依然早于《黄帝内经》。众所周知，《黄帝内经》中的经络脏腑学说已经完善，对后世影响深远，而两部脉灸经只记载了十一条经脉，和《黄帝内经》中的《灵枢·经脉》篇相比，明显少了一条手厥阴经脉。根据事物发展总是由少到多、由简到繁、由不完备到完备的道理，可以断定，《黄帝内经》所记载的十二经脉，是在马王堆帛书所记载的十一条经脉的基础上发展起来的。其次，在经脉的循行走向上，《黄帝内经》所述十二条经脉的循行走向很有规律，而马王堆帛书所载的十一条经脉尚无规律可循。就如《足臂十一脉灸经》所载的十一条经脉，都是从四肢末端走向躯体中心的胸腹部位或头面方向，几乎都是向心性的。《灵枢·经脉》所载的则不然，其中的十二条经脉并非局限于向心性或远心性，而是各经互相衔接，如环无端，循行走向很有规律。毫无疑问，这比马王堆帛书所记载的要更全面、深刻、完善得多。再次，在两部脉灸经中，看不出经络与脏腑有什么必然联系，而《灵枢·经脉》所记载的十二经脉全部与脏腑有联系，十二经脉中的每条阴经属于一脏，并与一腑相联络，而每条阳经属于一腑，又与一脏相联络，这样就形成了完整的脏腑经络系统。此外，这两部脉灸经对经脉的命名尚不统一，有些命名甚至还比较原始。从以上提到的这些方面都可以看出《足臂十一脉灸经》《阴阳十一脉灸经》与《黄帝内经》有很多的交集，而这两部脉灸经是《黄帝内经》之前的著作。关于这些，还有诸多学者深入研究过马王堆医书古籍，这些学者在研究马王堆医书所记载的经脉学说后，基本上认同《足臂十一脉灸经》和《阴阳十一脉灸经》的成书年代要早于《黄帝内经》，并且其中的一些思想理论对《黄帝内经》也颇具影响。足疗的经络理论从马王堆帛书所记载的十一条经脉发展为《黄帝内经》中所记载的十二条经脉，并且在《黄帝内经》中经络学说得到补充完善，除了十二正经外，还增加了奇经八脉。更重要的是，《黄帝内经》补充了马王堆帛书中没有记载的经络与脏腑的联系，让足疗可以治疗脏腑疾病变得有理可依、有据可循。由此可知，马王堆足疗原理之一的经络理论是经过不断发展的过程，最终才成为成熟完善的经络理论，并且还传承到了千年之后的现代社会，足疗能够稳定长远地发展，经络理论发挥了相当重要的作用。

　　从拥有两千多年历史的中医经络学说的角度，能够充分说明双足与全身的密切关系。经络学说认为，双足通过经络系统与全身各脏腑之间密切相连，构成了足与全身的统一性。在人体的十二正经中，有六条经脉即足三阴经和足三阳经分布到足部。足三阴经循行方向为从足部到胸腹部，足三阳经循行方向为从头部到足部，足部为足三阴经之始，足三阳经之终，此外双足还分布有60多个穴位与内外环境相通。这六条经脉又与手之三阳经、三阴经相连属，循行全身。在人体的奇经八脉中，阴蹻脉、阳蹻脉、阴维脉、阳维脉，也都起于足部，冲脉有分支到足部，从而加强了足部与全身组织、器官的联系。因此，人体脏腑功能的变化都能反映到足部上来。经络具有联系脏腑和肢体的作用，人体的五脏六腑、四肢百骸、五官九窍、筋骨皮肉等组织器官主要是依靠经络系统的联络沟通，使机体协调统一。经络还具有运行气血、濡养周身、抗御外邪、保卫机体的作用。经络内属于脏腑，外络于肢节，沟通于脏腑与体表之间，将人体脏腑组织器官联系成为一个有机的整体。通过对足部进行理疗，可以起到疏通经络气血、解除病痛、调节和恢复人体脏腑功能的作用，使失调、病变的脏腑功能得以重新修复和调整，进而达到康复。如果说古代的人们知道经络的功能是什么，但是因为条件的限制并不能触摸到和深入研究经络，不知道经络是否真实存在的，甚至到了近代仍会有不少人怀疑经络存在的真实性，那么随着现代科学技术的发展，有了研究的条件后，也就会有众多的学者去研究经络的本质。20世纪50年代，人们在针刺治疗过程中发现了一种奇怪的现象：有些人接受针刺刺激时，会产生一种沿经脉路线移动的感觉。后来正式命名这一现象为循经感传现象，循经感传现象的发现，扭转了人们认为经络就是血管的观点，因为血管显然无法形成这种感觉循经移动的现象。另外，人们还发现循经脉路线的皮肤电阻较低，这些现象为验证经络的客观存在奠定了一定的基础。在之后的时间里，研究者使用生物物理学手段对经络进行研究成为经络研究的一大特点，研究者先后发现经脉路线上具有低电阻、高声振动和较好的声光热传导以及同位素迁移等物理学特性。这些工作被总结在一部重要经络研究著作——《针灸经络生物物理》之中，它是客观证实经络存在的一个里程碑。经过无数的研究，人们关于经络是什么提出了许多的假说，但无一例外大家都承认经络是客观存在的。当代的科学研究已经证明了人体经络是存在的，它的结构是经络线，角质层较薄，所以低阻抗。经络循行线非常敏感，周围有非常丰富的神经末梢和神经束，经络循行线上有丰富的毛细血管而且特别密集，代谢血流旺盛，所以是高红外线辐射。经络周围的肥大细胞成锁链状密集排列，所以是高冷光的；经络全程是一条非常细的结缔组织束状态的"通道"，此通道具有高振动音的特性。经络是一个"通道"，通道受阻人就会感到不舒服。经络循行线是由人体各部位的穴点连接起来的，我们的双足上有很多穴位，当我们按摩足部反射区时，就会刺激这些穴位，沿经络循行线进行传导。这种传导方式就像"多米诺骨牌"，从而起到疏通经络气血的作用，中医认为"痛则不通，不通则痛"，就是这个道理，所以对足部进行按摩，刺激相应的足部穴位，穴位感受到刺激就能将信号传导至经络脏腑系统，可以起到疏通经络、祛除病邪和调理脏腑的作用。

随着现代科学技术的发展，特别是现代医学体系的发展，解剖学和生理病理学都得到了广泛且深入的应用，人们渐渐意识到了血液对于人体的生命健康具有极其重要的作用。马王堆足疗的理论也在进行不断的创新性发展，而发展出了血液循环理论。根据血液循环学说，血液循环的动力是心脏，由于心脏有节律地搏动，血液不停地在全身循环流动，成为机体内外物质运输和交换的重要通道。当人体某个器官机能异常或发生病变时，就会产生一些对人体有害的代谢产物并且沉积在循环的通道上。由于足部是处于远离心脏的部位，让血液从心脏流向双足较为容易，而足部的血液回流到心脏则相对较难，当大量血液积聚于下肢静脉时，下肢组织压力增加，必须依靠下肢骨肉泵的作用，即下肢骨骼肌张力增高和等张收缩，挤压下肢血管，协助心脏的泵血作用，迫使下肢静脉血液通过静脉瓣流向心脏，完成血液的体循环过程。如果因为病变导致足部末梢循环产生障碍，很容易导致血液循环不畅，不仅影响血液回流，而且还会影响到其他的脏腑器官，进而导致人体内的新陈代谢不畅和全身组织器官功能下降。加之受到地心引力的影响，人体内产生的尿酸晶等一些有害物质就很容易在足部沉积下来，造成局部皮肤组织变异的现象，如皮肤变色、皮下颗粒、索条硬结节等，非常不利于健康。若要使血液循环恢复正常，双足的作用不可忽视。通过采用足部按摩和足浴的方式，借助反射区、热力和药力的作用，增加血流速度，可保持足部的血液循环顺畅，促进全身血液循环，加速机体新陈代谢，补充营养，最终通过泌尿系统和汗腺等排泄器官，以尿液、汗液的形式将这些沉积物排出体外，将病理的恶性循环变为良性循环，恢复脏腑器官的正常功能，使病变的机体恢复健康、正常的运转。

马王堆足疗的理论经过不断发展和完善，还发展出了第三个理论学说，也就是所谓的反射原理。反射原理就是现在常说的神经反射原理，是在中枢神经系统的参与下，机体对内外环境的刺激所作出的适应性反应。祖国医学理论认为"脚是人的第二心脏"，人的脏腑器官与足底穴位是一一对应的，足部与人的五脏六腑、四肢百骸、五官九窍紧密相连，双足与人体健康有着极为密切的关系，人体各部位出现病变，都能从足底相应的部位得到反映。临床试验证明，人的双脚合并正是人体器官组织立体分布的缩影。当人体某部位出现病变，在相应的足反射区就会有所反应，出现疼痛、酸胀或结节硬块等症状。比如体内器官或腺体异常时，其足部反射区就会有结晶沉积而成为痛点，每个痛点触觉反应不同，有些像沙子，有些呈颗粒，有些只有肿胀的感觉。适当对足部某反射区进行按摩刺激，就能够调节人体相应脏腑器官的机能，自然也会加快排除沉积在组织周围的毒素和废物，从而达到治疗相应疾病的效果，并对其起到保健作用，达到强身健体的效果。足部按摩就是通过刺激足部反射区而促使中枢神经的某些部位被激活，释放神经递质而传导信号，改善人体内分泌和血液循环，调节生理环境。根据反射学说，人体各个系统能彼此保持密切的联系、合作与协调，是依靠复杂的体液、神经等能量系统来完成的。神经系统是机体内起主导作用的调节机构，神经组织遍布人体各个部位，在控制和调节机体活动方面发挥着极其重要的作用。神经组织重要而复杂的生理功能都是通过反射活动来完成的，完成这种活动的基础就是神经元。神经元通过反射活动，保证了机体内部的统一，使各器官的功能活动更好地适应外界环境的变化。反射活动是通过反射弧来完成的，它包括感受器、传入神经、中枢神经、传出神经、效应器。足部分布着非常丰富的神经组织，通过有效刺激足部反射区，可使相应组织器官的功能得到调节，使正常的更强壮，不正常的得以改善和恢复。人体的体表和内脏到处都有丰富的感受器，当感受器接收到外界或体内环境的变化就会引起神经冲动，沿传入神经到中枢神经，中枢神经进行分析综合产生新的冲动，再沿传出神经传至器官、腺体或肌肉，使之作出相应的反应，这就是神经反射的过程。当然神经反射的传导过程是需要神经递质参与的，神经递质是神经元之间或神经元与效应器细胞如肌肉细胞、腺体细胞等之间传递信息的化学物质。在神经元的信息传递过程中，当一个神经元受到来自环境或其他神经元的信号刺激时，储存在突触前囊泡内的递质可向突触间隙释放，作用于突触后膜相应受体，将递质信号传递给下一个神经元。通俗地说，神经递质就是使突触前的信息能顺利越过突触间隙传递到突触后细胞的化学物质。突触间隙中充满了组织液，属于内环境成分。神经递质需要穿过突触间隙，也就是其中的组织液，才能传递信息给靶器官。很显然组织液是体液的一部分，神经反射的信息传导必然需要体液的参与。足部分布着由许多神经末梢构成的触觉、压觉和痛觉等感受器，它处于人体最远离中枢神经的部位，其信息传递的途径是足部—脊髓—大脑，而脊髓又与各个脏腑器官连接。依据反射原理，足部反射区保健按摩法以特定方法有效地刺激足部反射区，足部末梢神经受到刺激，产生感觉冲动，经神经传导束的传导，然后通过人体的神经和体液途径，最终可抵达大脑皮层的某一特定区域，调节人体的机能，以达到防病治病目的，其科学性和实用性都很强，并积累了数千年的经验，又经过这些年来的提高和迅猛发展，应用范围极广，既可以作为消除疲劳恢复精力的保健按摩，又在诊断治疗疾病上有独特的敏感性和超前预防意义。

马王堆足疗理论经过长期的创新性发展，发展出来的最后一个理论是全息胚理论。全息胚理论是一种现代的理论，它是由中国学者山东大学张颖清教授于20世纪80年代初提出创立的。全息胚理论主要说的是生物体的整体由部分组成，部分在结构和组成上与整体相似，含有整体的全部信息。全息胚是生物体上处于某个发育阶段的特殊的胚胎，在生物体上是广泛存在的，生物体上任何一个相对独立的部分都是全息胚，细胞是发育程度最低的全息胚。全息胚都有着向新个体自主发育的能力，都是整体发育的缩影，包含着生物整体的全部信息。"全息"二字最初起源是全息激光照相，全息照片破碎后分成不同大小碎片，其中较大碎片可以继续破碎为更小碎片，在这些照片破碎之前，任何一块碎片都是局部，构成整体图像一部分，破碎后每一块碎片还可以在激光背景条件下，呈现出完整的整体图像，这原是物理学中的概念，运用激光拍摄下照片，其底片的一个部分仍可以复制出整体的影像。即每一个局部都包含着整体的信息，只不过局部越小，包含的整体的信息越少，复制出的整体形象越模糊而已。对人的身体来说，局部也包含了整体的全部信息。任何多细胞的生物体都是由一个受精卵或起始细胞通过细胞的有丝分裂而来的。因此生物体上任何一个相对独立的部分，都包含着整体的信息，把这样相对独立的部分称为"全息胚"。例如植物的枝、叶，人体的手、足、耳等，这些全息胚上存在着与整体各个器官相对应的位点，而位点的排列则遵循着人体解剖图谱。中医认为人体各部分、各脏腑器官在足底都存在相对应的投影区域，称为足反射区。因此，足部存在着人体各个部位和脏器的信息，同样足部受到的刺激也可以传递到全身，是一个反应最敏感的反射地带，所以当人体各部位脏腑器官发生异常时，足部就会出某些相关的信息。中医以局部观全体，把脚看作是人体的全息胚，上面充满了五脏六腑的信息，对双足的按摩就是等同于对全身的按摩，这是一种健康保健的方式。中国传统医学与现代医学的相互结合，使得足疗衍生出了足部全息疗法，并且其应用还极为广泛。足全息疗法又称为足底反射区带诊疗法，依据足全息图进行诊断，通过刺激分布在脚上的全息穴位，即各部位组织、器官分布在"足"这个全息胚上的信息点治疗疾病的方法，属于生物全息疗法，也是微针疗法的一种。在马王堆足疗的发展过程中，有了全息胚理论的支持，足疗反射区按摩疗法也逐渐规范化。在治疗疾病时还应遵循选取反射区的原则，其主要是根据病变所在的部位，即受累的脏腑器官，而不是根据具体的病症。所以，同一器官、同一系统的各种病症，应选取大致相同的反射区。反之，同一反射区可用以治疗不同的病症。肾、输尿管和膀胱这三个反射区，是足部按摩中极其重要的区域，故称之为"基本反射区"，其作用是增强排泄功能，将身体内的"毒素"或有害物质排出到体外，因此，每次按摩开始和结束时都要连续按摩这三个反射区各4—5遍。由于人体的结构和功能是统一的，所以除选取病变器官相对应的反射区外，还应根据不同性质的病症，和脏腑器官的相关性质去选取同一系统的相关反射区，疗效会更显著。例如：对于脑血管病，足疗时除选取头部（大脑）、小脑及脑干、额窦等反射区外，还应增选心等反射区；对于肺部疾病，足疗时除已选取的肺部反射区外，还应增加鼻、咽喉、扁桃体、胸部淋巴腺等反射区。还有许多疾病都可以通过对足部反射区按摩来治疗。因人的双足与其他全息胚相比，由于面积大而包含着的信息也丰富，复制的整体形象也较清楚，容易辨认和掌握，而且操作简单，故足部按摩作为防病、治疗、保健的一种方法，具有一定的优越性。

二、足疗技术的创新性发展

足疗在我国已经有了上千年的历史，特别是在现代社会，由于人们生活方式的改变和生活压力的增加，人们患病也明显增多，足疗的需求很大，因此足疗在治疗疾病方面应用极为广泛。足疗在现今被运用于联合治疗多种临床疾病，并且获得了很好的疗效。比如治疗失眠的患者，常立冬对患者运用了针灸联合足底反射区的自我按摩疗法，结果证明此法的疗效非常显著，可延长失眠患者睡眠时间，减少夜间觉醒次数，提高睡眠质量，减轻相关症状，促进病情快速好转。雷华为等人对患者运用了足底反射区按摩联合中药浴足的疗法，研究结果表明，此法能有效减少患者夜间醒觉次数，增加睡眠时间，从而提高睡眠质量。失眠在当今社会患病人数是相当的多，而且由于患病情况复杂多样，治疗起来也不容易，足疗的运用显然能够对此疾病有很好的疗效。足疗不仅可用于治疗失眠，还可以用于治疗老年性便秘、糖尿病等诸多疾病，不但能用于青壮年，而且还能运用于初产妇的恢复。谢海燕对初产妇运用了中药浴足配合穴位按摩的疗法，并观察了此疗法对初产妇疲乏症及产后康复的疗效，研究结果表明，中药浴足配合足部穴位按摩可促进血液循环，缓解其产后疲劳，发挥疏通经络气血、增强抵抗力的功效，有利于产后康复。马王堆足疗在古时候受到技术条件的限制，在运用于治疗疾病的方面还不是很广泛，但是经过不断的创新性发展，足疗的理论和技术都变得相当的成熟，相比于过去已经是质的飞跃了，所以足疗能够治疗的疾病种类扩大了很多。并且随着人们认知加深，足疗的运用将会继续扩大。足疗的需求增加，必然伴随着足疗行业的红火，足疗的从业人员也会增加。古时候人们只是进行简单的足浴，毕竟掌握和了解足疗知识的人还不是很多，足疗还不太出名。现在不一样了，大街上随处可见的足疗馆，而且还有很多的足疗从业人员，他们经过规范化的培训，懂得足疗的很多知识，能够很好满足当今足疗的需求。由于足疗培训的系统化，足疗从业人员很容易掌握足疗的知识，因此从事足疗行业的人员也会变得更多，逐渐增多的足疗从业人员很好地展现了足疗繁荣发展的现状。但是需要明白的是，足疗并不是只有到足疗馆才叫足疗。只要掌握一定的足疗知识，任何人都可以轻易进行足疗，而且现今网络如此发达，如果想学习和了解足疗的知识，也是相当容易的，不管是出于治疗疾病和保健的目的，还是想要单纯享受生活，使用足疗的人都是很多的。所以说马王堆足疗的创新性发展在于足疗不再是医者的专利，只有少数人掌握，而是广大民众的福利，因为足疗知识很容易被了解和查询到，足疗也将变得简单可行，只要人们想要足疗，随时随地都可以进行。

足疗的核心部分就是足部按摩了，如今足部按摩也变得规范化了。在足部按摩顺序、按摩力度、按摩时间和按摩手法的方面，足疗都是有规律可循的，这种从零散的知识到系统化体系的过程，对比马王堆足疗，显然是一种极大的进步，这也是创新性发展的过程。在进行足部按摩时，按摩的顺序是有讲究的，如果是全足按摩，那就需要对整个足部进行按摩，按顺序应先从左脚开始，然后再到右脚。按摩时，应先按脚底，然后从脚底内侧到外侧，最后是脚背。由脚趾端向下依次按摩，即总体按摩方向是向心性按摩，沿着静脉、淋巴回流的方向按摩。足部按摩完毕后，再对小腿部分穴位进行按摩。按摩足底的时候，先从基本反射区开始，再到病变反射区。对于肾、输尿管和膀胱三个反射区的对应穴位，需先进行按摩刺激，从而刺激排泄系统，再按摩与心、胃、脾等部位相应的反射区。一般情况下每个反射区按摩 3 次，必要时可增至 6 次。如果对于反射区位置记忆不是很清楚，可将足部反射区图放在旁边，按图索骥进行按摩较为方便。当然也可以先按摩 3 遍肾、输尿管和膀胱三个反射区的对应穴位，再依次按摩脚底、脚内侧、脚外侧、脚背。可以看出大致的全足按摩顺序是有规律的，有规律才能方便大众进行操作。如果是足部重点按摩，大致上可以按照基本反射区、病变反射区、相关反射区、基本反射区的顺序进行。还需要注意的是按摩结束后，无论是全足按摩还是重点按摩，都应将按摩完毕后的脚踝先按顺时针方向再按逆时针方向分别摇转 4—6 次，才可以结束。在足部按摩时，关键要点在于要找准敏感点，这样不需要用多大力量，被按摩处就会感到酸痛感觉，才会获得疗效；如果找不到敏感点而蛮干一通，只会全无效应而又白费力气。在进行足部按摩时，按摩的力度也是需要特别注意的。按摩力度的大小是取得疗效的重要因素，力度过小则无效果，过大则无法忍受，所以要适度、均匀。足疗按摩时需要用到一定力度，按摩力度不宜过轻。所谓适度，按摩过程中要出现酸痛胀感时，即"得气"感时，此时使用的力度是比较合适的。另外，按摩力度和节奏也要均匀，而所谓均匀，是指按摩力量要渐渐渗入，缓缓抬起，并有一定的节奏，不可忽快忽慢，时轻时重。快节奏的按摩一般适用于急、重症和疼痛严重的疾病，慢节奏的按摩主要适用于慢性疾病。如果体质较强的人，则可以多加一点力，采用强刺激手法；如果是虚证、病重体弱的人，则力度可适当放缓，采用弱刺激手法，延长疗程，使患者的内部机能逐渐恢复。如果是对骨骼系统的疾病治疗，必须用强刺激才能取得明显效果，而严重心脏病患者的心脏反射区、肝脏病患者的肝脏反射区以及淋巴和坐骨神经反射区，力度就应减弱，按摩处只要有轻微酸痛感就可以了。

还有，对敏感性强的反射区力量不能过大，而对那些敏感性弱的反射区应适当加大力度。足部按摩的力度除了掌握适度和均匀的原则外，还应该根据疾病的性质、部位和患者的体质等情况作出相应的调整，总之要区别对待。关于足部按摩时间，在进行足部按摩治疗疾病时，要根据患者的病种、病情及其体质，掌握好按摩的时间，一般对单一反射区的按摩时间为3—5分钟，但对肾、输尿管和膀胱这三个反射区必须按摩到5分钟，以加强泌尿系统的功能，从而把体内的有毒物质排出体外。总体的按摩时间应控制在30—45分钟，对于重症患者，按摩时间可减少为10—20分钟，因为按摩时间过长或过短都不利于恢复健康。重症、急症的患者，每日按摩1次，慢性病或康复期间可隔日1次或每周2次，一般以7—10次为1个疗程，休息几日，再进行第2个疗程，直至痊愈为止。还有一点要说的是足部按摩的手法，这也是很规范化的。常用足部按摩手法有五种，分别是单食指扣拳法、双指钳法、拇指腹按压法、单食指勾掌法和拇指推掌法。第一种足部按摩手法为单食指扣拳法，指施术者一手扶持受术者的足，另一手半握拳，中指、无名指、小指的第1、2指间关节屈曲，以食指中节近第1指间关节（近侧指间关节）背侧为施力点，作定点顶压。此法适用于肾上腺、肾、小脑和脑干、大脑、心、脾、胃、胰、小肠、大肠、生殖腺等足底反射区。第二种手法为双指钳法，即操作者的无名指、小指第1、2指关节各屈曲90度紧扣于掌心，中指微屈后插入到被按摩足趾与另一足趾之间作为衬托，食指第1指关节屈曲90度，第2指关节的尺侧面（靠小指侧）放在要准备按摩的反射区上，拇指指腹紧按在食指第2指关节的桡侧面上，借拇指指关节的屈伸动作按压食指第2指关节刺激反射区。此种手法的发力点在于靠拇指指关节的屈伸动作带动食指对反射区发力，中指不发力，只辅助衬托作用。此法适用范围为颈椎反射区、甲状旁腺反射区。第三种手法为拇指腹按压法，即拇指按压法，是指以拇指指腹为着力点进行按压。此法适用于内肋骨、外肋骨、气管、腹股沟等反射区。第四种手法为单食指勾掌法，操作要领为操作者的中指、无名指、小指的第1、2指关节屈曲90度紧扣于掌心，食指第1指关节屈曲，第2指关节屈曲45度，食指末节指腹指向掌心，拇指指关节微屈，虎口开大，形成与食指对峙的架式，形似一镰刀状。此法的发力点在于食指第1指关节屈曲90

度后顶点的桡侧（靠拇指侧）或食指末节指腹的桡侧或食指第 2 指关节屈曲 45 度后的顶点。此法适用范围为足底反射区、足内侧反射区、足外侧反射区。最后一种手法为拇指推掌法，操作要领是操作者的食指、中指、无名指、小指的第 1、2 指关节微屈，拇指指腹与其他 4 指对掌，虎口开大。此法的发力点为拇指指腹的桡侧。此法的适用范围为足内侧反射区、足外侧反射区、足背反射区。足疗的按摩技术经过长期的实践，已经变得非常完善，其规范化的操作流程使得足疗易于被传承和推广，这是足疗创新性发展的结果之一。

足浴作为足疗的重要组成部分之一，其主要是在中药配方方面和足浴方法方面有了不小的发展。湖南长沙马王堆汉墓出土的医学文献《五十二病方》就有"温烫""药摩""外洗"等内病外治的记载。《五十二药方》中载有熏浴方 8 首，如用雷丸水浴治疗婴儿疼痛。具体内容为"婴儿病痫方，取雷尾三果治，以猪煎膏和之。小婴儿以水半斗，大者以水一斗，三分和取一分置水中，挠以浴之"。这是一种小儿中药足浴的记载，而小儿中药足疗法是比较有代表性的中药足疗法。从出土文献可知，古人很早就已经认识到水浴法的重要作用，足浴能够得到长远的发展，和人们的认知水平提高有很大的关系。正因为有前人的实践和文献的记载，后人才能在此基础上将其成果发扬光大。足浴是利用药力和热力的协同作用而发挥效用的，因此在足浴时，只有保持一定的温度和确保规定的足浴时间，才能保证药物效力的最大限度发挥。进行足浴时的最佳温度应控制在 40 ℃—45 ℃，最好能让水温按足部适应逐步变热，药液需要保持适宜的温度，稍冷即应调换药液。足浴时的水量则以能淹过脚踝部为好，双脚放热水中浸泡 5—10 分钟。现代社会除了去医院开取足疗中药处方外，还能够在医院外的地方购买到很多的足疗中药包，这些中药包也是量产化的产品，不仅标明了中药的种类和功效，而且种类繁多，一般情况适用于大部分人群，大众可以根据自己的需求购买，在家就能进行足浴。中药包由于方便且作用明显，故很受大众喜爱。中药包足浴的方式是继承古代足浴疗法而创新出来的，很利于足浴的发展。此外现代社会还提出了很多足浴的普遍注意事项。这些都是人们在认知足浴疗法并总结经验的基础上提出的。比如饭前、饭后 30 分钟内不宜进行足浴。由于足浴时，足部血管扩张、血容量增加，造成胃肠及内脏血液减少，影响胃肠的消化功能。饭前足浴可能抑制胃液分泌，对消化不利，饭后立即足浴可造成胃肠的血容量减少，影响消化。还有足浴的时候，由于足部及下肢血管扩张，血容量增加，使头部血液供应量减少，引起头部急性贫血，患者可能会出现头晕、目眩的症状。这时候应该暂停足浴，让患者平卧片刻后，症状就可以消失。也可给患者冷水洗脚，使足部血管收缩，以缓解症状。如果足浴中使用的有些药物引起了皮肤的过敏，出现起泡或局部皮肤发红、瘙痒，应该立即停止足浴，必要时可以到医院进行治疗。如果有出血等症状患者，不宜足浴。有心脏病及身体虚弱者，洗脚泡脚时间不宜过长，一般不超过 10 分钟。从马王堆出土的文献中，人们了解到了足浴疗法，再到当今社会足浴完备的足浴方法和注意事项，这是一种在继承中发展的过程。

还要说明的是，足疗的器具也在随着时代的发展而不断地革新。最常见的就是足浴桶，最初的是木质桶，后面又有了塑料材质的，还有一些其他材质的，而且有的足浴桶还有加热和保温的功能，这显然非常满足于恒温足浴的条件。此外关于足部的按摩，诞生了足底按摩器、多功能足疗机等机器，这些机器可以模拟真人的一些按摩手法，除了可以进行足部按摩外，还可以加热，进行足部的温热理疗，有一部分机器还能按摩到小腿及以上，种类繁多，人们可以依据自己的需求进行选择。如脉冲式的足疗机，就是机器可以模拟针灸式的按摩。如果是滚轮式的足疗机，那它就可以模拟推拿、顶揉等手法；如果是凸点式的足疗机，它就可以模拟点压式的按摩；如果有气囊，还能实现脚背脚踝等地方的推、压、夹的按摩。当然还有足底按摩垫、按摩棒等等。这些足疗器具的发明是非常了不起的，解决了很多问题，甚至解放了双手就能体会足疗。这是时代发展和人们需求双重作用的结果，对于马王堆足疗来说，这也是一种创新性发展的结果。

三、马王堆足疗创新性发展的意义

足疗是我国劳动人民在长期同病魔作斗争的实践中探索出来的一种神奇的疗法。它流传于民间，源远流长，已经有了几千年的历史。在不断的发展和完善中，足疗经过我国传统医学和现代医学的完美结合，现已经成为一种集诊病、治疗和保健三位一体的高效医疗方法。截至目前足疗已经在世界许多国家和地区中流行，且备受世人瞩目和青睐，已经跻身于世界医学之林，成为一门新兴的世界通行医学。

众所周知，人体某部位出现病变，在相应的足反射区就会有所反映，如果能够注意到这些变化，就能指导人们治疗病变。然而截至目前，医学界还无法对许多种疾病进行早期诊断和早期治疗。据世界卫生组织近年来统计，在临床发病率中，常见的有药源性疾病（由于药物副作用引起的）、感染性疾病和医源性疾病（由于误诊和医疗事故引起的）这三种，依然清晰可知的是人们的生命面临着严重的威胁。当今社会人们要求获得健康，而且还要以不影响工作及生活为前提，然而，按照现在的诊疗方式，患者在看病的时候一般需要做很多的检查来明确疾病，毕竟很多疾病需要鉴别诊断，这些检查是很有效的手段。但是这些医疗方法要么花费大量金钱，要么耗费大量时间，且患者要遭受一定的痛苦，这是惜时如金的现代人所不能接受的。有很多人都不愿意去医院看病，特别是上了年纪的人，若非强迫，是不会去的。因此整个人类社会迫切需要一种既没有任何副作用，又能在早期中得到诊断和治疗的绿色疗法。在这个方面足疗可谓是鹤立鸡群，具有独特的优势，且应用前景十分广阔。足疗是在继承传统中医理论的基础上，根据人体经络学说、血液循环理论、全息理论和现代反射区体系这四方面的原理，结合世人的生理、心理特征，扬长避短，经过了长期而系统的探索实践，成为大众所喜爱和追捧的强身保健的方式。当代社会瞬息万变，人类生活节奏加快，人们工作繁忙，精神紧张，为了生活而忙碌奔波，在疾病发展之始却全然不觉，直到病情恶化后，才会有所察觉，选择匆忙就医，当检查出身体的严重疾病时，或许已经是无可救药了。实际上，在人体有病而未发作之前，在足部反射区就发出了"报警"的信号，只是人们不知道罢了。可是一旦人们认识到了这些报警的信号，那就能随时掌握自身的健康状况，抢在发病之初就采取积极的治疗手段，这样就不至于造成严重后果了。人体的病变能反映在足部的穴位反射区，这就相当于自然界的"未下雨先刮风"，在身体有隐患未发作之前，常在足部反射区就能反映出来，出现疼痛、酸胀或结节硬块等症状。根据全息胚理论，人体脏腑在足部有相应的反射区，双足是反映人体脏腑器官的一面镜子，它可无言告诉人们健康的状况。如果了解了足部反射区的查病绝招，那么随时能掌握自身的健康情况，就可以早期防治，避免酿成恶果。按摩足部反射区治疗疾病时，人体基本无任何副作用，安全可靠，操作简便，不出偏差。人们在工作或劳动中，特别是中老年人，长期操劳，都不同程度地患有各种疾病。只要知道足部穴位和足部反射区的位置和功能便可施术，足部按摩疗法具有药物所不及的独特疗效。按摩足部反射区可调动人体的内部潜能，增强机体的抗病能力，战胜致病因子。它适宜治疗人体各个脏腑器官的疾病，特别是对久病累治未愈和医学上还缺乏有效治疗方法的疾病有独特疗效。因此，掌握足部按摩疗法具有非常重要的现实意义。

按摩足部反射区治疗疾病不分阴阳、表里、寒热、虚实，它能标本兼治，整体调理，多功能一次完成，是解开人体自身调整系统奥秘的又一把金钥匙。按摩足部反射区是直接有效的，它能明显地起到双向调节的作用，虚者能补，实者能泻，寒者能温，热者能清，积者能散，坚者能软，损有余，补不足，活血散瘀，消肿止痛，畅通经络，通关节，扶正祛邪，增强体质。它不仅能够治疗疾病，而且保健效果也很显著，马王堆足疗的理论的发展和完善，使得足疗成为一种简便有效可靠的治疗和保健方法，而马王堆足疗的流程的规范化和系统化，以及足疗器具的创新发展，使足疗变得更容易掌握和推广，这就是足疗为什么发展得如此繁荣，也是马王堆足疗创新发展的意义所在。我们要继承前人所累积的东西，当然也不能只是继承，要继承其精华的部分，还要去掉其糟粕的部分，然后还要创新发展出本时代特有的部分，那么这个继承于古代的东西就能一直保持勃勃的生机，并给后人以启发，为人类世界的发展贡献力量，就如马王堆足疗，其创新发展的过程是有目共睹的，它的贡献更是巨大的。足疗本身也许并不重要，更重要的是人们具备的日常保健常识与更多的自我保健意识。因为足疗的广泛使用和推广，让无数的人们也开始认识到足疗，认识到足疗背后所蕴含的养生保健的思想，并开始运用到自己的生活中。足疗随时随地都可以进行，足疗不可能包治百病，但肯定会让健康多一点。

第六章　马王堆足疗相关疗法的临床应用

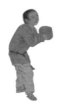

　　马王堆三号汉墓出土的《五十二病方》一书，其中记载有雷丸药浴、泡洗治婴儿癫痫等多种病症的方法。治疗小腿挫伤的泡足方法更为独特，具体方法是将中药煎煮成药液倒入盆中，内置可以滚动的木踏脚，患者将足放入汤药中洗浴、浸泡，熏蒸时，足踩木踏脚，可随意滚动按摩足心，容器中的药液可随时增加热水，以保持有效的温度。这便是泡足方法和泡足器械的最早文字记载。《足臂十一脉灸经》中就记载了足部经络的保健功能。在中国的历史长河中不乏名人靠足浴养生的故事，唐代杨贵妃经常靠足疗来养颜美容；宋代大文豪苏东坡每晚都运用足疗来强身健体；清代名臣曾国藩更是视"读书""早起"和"足浴"为其人生的三大得意之举。马王堆足疗养生智慧传承千年，守护着百姓的健康。

　　现代的中、西医学者对马王堆足疗的研究和应用取得了显著的进展。通过对马王堆医学文献的深入挖掘和整理，人们更加清晰地了解了马王堆足疗的理论基础和实践方法；另一方面，现代医学技术和设备的应用也为马王堆足疗的研究提供了更加科学和客观的手段。这些进展为马王堆足疗的传承和应用提供了有力的支持。独特的疗效和较低的风险使得越来越多的医生和患者选择使用马王堆足疗相关疗法作为治疗手段，并取得了理想的效果。

第一节　马王堆足疗相关疗法在糖尿病并发症中的应用

一、糖尿病足

中医学认为糖尿病足多为平素膏粱厚味，损伤脾气，不能润养肌肤，或脾虚失于健运，不能运化水湿，聚湿生痰，蕴久化热，气血瘀滞而为病，属"阴疽、脱疽"。根据糖尿病足的主要临床表现，应归属中医学脱疽范畴。其发病与湿、热、毒、气血凝滞、阴虚、阳虚、气虚有关。其病变趋势为：脉→皮→肌→筋→骨损害。消渴脱疽乃消渴日久阴损耗气，气阴两虚，气虚推动无力，血行不畅，瘀血阻络，肢端失养，肌肤溃烂而成，血瘀为合并肢端坏疽的主要原因。因而用活血化瘀法治疗，可使气血通畅，去腐生肌，促使创面愈合。

三峡大学中医医院运用足疗一号治疗糖尿病足，处方为苏木、细辛、艾叶各 15 克，当归、桃仁、红花、川牛膝、赤芍各 30 克，桂枝、黄芪、制马钱子各 20 克。水煎取汁约 1500—2000 毫升，待水温 40 ℃时，浸泡患足分钟，移出患足后拭干，每日 1 次。外敷药：黄连纱条，于患足浸泡后敷于创面，每日换药 1 次。两组均以 1 个月为 1 疗程。治疗 2 个疗程后发现足疗处方可以直接渗入深部脓腔和肌腱间隙，清除创面的致病菌，引流潜腔中的脓液，有效地控制局部和全身的感染；另外，通过温热和药力的双重作用，能松解肌筋、疏松腠理、活血通脉，药物在热能的作用下通过皮肤、腧穴等直接吸收入血、输布全身而发挥药效；中药熏洗湿敷，还能加速坏死组织自溶和保持创面的湿润，简化清创过程，减少继发性损害，湿润创面能保护肉芽颗粒，有助于创面的上皮化，促进创面愈合。在治疗疗效、费效比上也同样都优于西医强化治疗组。足疗处方获取简便，制备也不复杂，所以使其具备了便于推广和安全可靠的特点，也使其更适合于乡镇医院和社区卫生医疗服务站等基层医疗机构开展。

广西北海市第二人民医院在全身基础治疗上加用中药煎煮取汁泡足预防 0 级糖尿病足恶化。中药足疗组方：当归、川芎、赤芍、生地、桃仁、红花、桂枝、地龙、丹参、延胡索等，将备好的中药放入 4000 毫升水中浸泡 20 分钟，武火煮沸后，再文火煮 10 分钟，去渣取煎汁，装入桶或盆中，利用热气熏蒸足部 5—10 分钟，待水温降至 40 ℃ 左右浸泡双足，药液以浸过踝上 5—10 厘米为宜。每次浸泡 15—20 分钟，每日 1 次。完毕后用柔软毛巾以按压的方式将足部擦干，如皮肤干燥者，足部表面皮肤抹上护足霜。20 日为 1 疗程，每疗程相隔 5 日，连续 3 个疗程后观察到 70 例患者显示治愈 14.3%，显效 45.7%，好转 40%。该足浴方可以活血祛瘀、通经活络、行气止痛、温经散寒，能明显改善 0 级糖尿病足症状，达到良好的治疗效果，且该方法简单易行，患者乐于接受，值得临床推广应用。

安徽省蚌埠市第三人民医院运用清热利湿解毒方中药足浴配合足部穴位按摩对早期糖尿病足进行干预，足浴方为桂枝 8 克，细辛 6 克，丹参 30 克，没药、红花各 12 克，白术、荆芥各 20 克，葛根、川牛膝、鸡血藤、土茯苓、石榴皮各 15 克，煎剂倒入清洁盆中，加入冷却开水（由正常医护人员双手试水温），使水位高于足踝面 5—8 厘米，将患足浸于药液中进行泡洗，冬天药液凉时可随时加入热水，但每次加入热水后均需重试水温。保持药液温度为 37 ℃—40 ℃，浸泡后应及时擦干患足皮肤，以防感冒。每次浸泡 20 分钟，每日 2 次，14 日为 1 个疗程，连续治疗护理 2 个疗程。足部穴位按摩方法为患足浸泡后，擦干取平卧位，足下置软枕，抬高约 30°，操作者坐至床尾，倒少许万花油在掌心，分别在足底、足内侧、足外侧、足背的各个反射区，做定点轻柔的回环旋转动作各 3 分钟，再用补法揉按足部穴位：太白、太溪、涌泉、三阴交各 3 分钟，用泻法重按太冲穴 3 分钟，最后再定点揉按足底部反射区肾、膀胱各 3 分钟。操作频率 70—90 次/分钟，用力持续、均匀柔和，直到能够深透反射区。每日 2 次，14 日为 1 个疗程。连续按摩 2 个疗程后发现该足疗方法临床症状、足部皮温、感觉及局部红肿等症状改善均明显优于对照组，可减慢糖尿病足病变进一步发展，减少溃疡和坏疽的发生，改善患者的预后和生活质量。

河北省中医院运用中药足浴联合足部按摩治疗早期糖尿病足，中药足浴根据不同证型选用中药方剂。寒湿阻络型：桂枝、制川乌头、牛膝各 10 克，黄芪 20 克，当归、川芎各 12 克，赤芍药 15 克，鸡血藤 30 克，红花 6 克；血脉瘀阻型：山茱萸、女贞子、墨旱莲、茯苓、山药、玄参各 15

克，五味子、牡丹皮、川芎、红花、地龙各 12 克，鸡血藤 20 克，日 1剂，水煎取汁 2000 毫升，待药液温度降到 40 ℃左右时进行足浴，药液要没过足踝部，温泡 30 分钟，每日 2 次，早、晚各 1 次。足浴前应对患者进行必要指导，一般避开静脉输液高峰期及进餐时间，足浴前应排尽大小便，关闭好门窗，冬季应在膝盖上加盖大毛巾保暖，防止感冒，足浴后立即擦干双脚及下肢，注意足部保暖。足浴后进行足部按摩治疗。将右足用厚干毛巾裹住保暖，先对左足进行按摩，按摩顺序：足趾（多用掐法）→足底（多用擦法）→足背（捏法或揉法）→足跟（叩法）→足腕（摇法）→小腿（推法），每个部位按摩 2 分钟左右。在按摩过程中可对一些常用穴位进行重点刺激，如足三里、涌泉、三阴交、阳陵泉、解溪、阴陵泉及委中等。同样的方法按摩右侧，每日 2 次，每次 20 分钟。研究发现中药足浴联合足部按摩治疗早期糖尿病足可明显提高临床疗效，改善患者临床症状、体征，提高患者胫神经运动支及感觉支传导速度，促进患者病情恢复。

二、糖尿病周围神经病变

中华中医药学会《糖尿病中医防治指南》将糖尿病周围神经病变归属于血痹，中医认为糖尿病周围神经病变主要是血虚寒凝，气血凝滞不达四肢末端所致，应着重活血化瘀、温经通络。现代医学里糖尿病周围神经病变的发生机制十分复杂，其中最重要的机理是神经缺血/缺氧，因此，改善血液流变性对周围神经病变治疗具有现实意义。中医认为，"外治之法即内治之理"，足疗可基于经皮给药系统理论使药物通过皮肤黏膜进入血液循环系统，药物通过足底按摩反射区进入经脉系统，运行周身，内达脏腑，外散肌肤，既保证药物持久发挥药效，又避免了口服给药的首关消除作用，还能减少肝肾负担。同时中药足浴以活血通络、温经止痛药物为主，可以有效改善四肢麻木、疼痛、袜套样感觉，而且能增加周围神经系统的血供，加速神经修复。

南京中医药大学附属徐州中医院使用甲钴胺注射液滴注联合中药麻痛液 250 毫升足疗治疗糖尿病周围神经病变，麻痛液由麻黄、桂枝、川乌、祖师麻等 12 味中药组成，徐州市中医院药剂科按照要求制成合剂灭菌装瓶 250 毫升/瓶，治疗时脱去鞋袜，准备好足疗仪，由专科护士将装有中药麻痛液合剂 250 毫升的一次性塑料袋放入足疗仪内，用温水稀释药液至2500 毫升，调试水温 40 ℃，将患足放入装满稀释药液的塑料袋内，开动足疗仪，治疗 30 分钟。研究结果证实，麻痛液足疗可以有效解决糖尿病周围神经病变出现的麻、木、痛等异常感觉，效果优于单用甲钴胺治疗。

临沂市中医医院运用足浴联合足部穴位按摩治疗糖尿病周围神经病变，具体内容如下：①依据益气活血方结合临沂市中医医院用药经验自拟足浴方：取桂枝 15 克，丹参、红花、桑枝、怀牛膝、大黄、透骨草各 30克，黄芪 60 克，上述药材加水煎煮成 1000 毫升，将药液倒入足浴器内，再加温水 9000 毫升，温度控制在 38 ℃—40 ℃，使患者将双足浸泡在药液内，30 分钟/次，1 次/日。②足部穴位按摩：足浴结束后按摩患者足三里、涌泉穴、三阴交、太溪穴，10—15 分钟/次，1 次/日，按摩力度以患者感觉酸、麻、胀为度。研究发现，中药方足浴联合足部穴位按摩用于糖尿病周围神经病变患者，对神经病变程度有显著降低作用，还可加快患者神经传导速度，改善患者临床症状。

余姚市人民医院运用中药足浴联合足部按摩治疗糖尿病周围神经病变患者获得良好疗效。中药足浴包组方为伸筋草、透骨草、桂枝、艾叶、路路通各 20 克，乳香、没药、桃仁、当归、独活各 10 克，鸡血藤、木瓜各15 克，加清水 1000 毫升，浸泡 30 分钟，武火煮沸，文火续煎 30 分钟，取药液放入恒温浴足器中，加温水至 3000 毫升，浸泡双足，双足小腿的二分之一要被汤药浸没，每次浸泡 30 分钟，每日 1 次，连续治疗 4 周。中药足浴后给予足部按摩，按摩依次按小腿反射区、踝关节、足背、足内侧、足外侧、足底，采取拇指指腹点、按、推、揉相结合的手法，每次按摩 20 分钟，每日 1 次，然后按此方法按摩另一侧足部，连续治疗 4 周。治疗后发现患者麻木、疼痛、乏力、畏寒等主要症状评分均较治疗前降低，且胫神经与腓神经感觉和运动神经传导速度均较治疗前明显改善，提示中药足浴联合足部按摩治疗糖尿病周围神经病变患者疗效显著，能够明显改善神经传导速度。

三、糖尿病周围动脉闭塞

糖尿病周围动脉闭塞发病受到多种因素的影响，目前认为高血糖是关键，而组织缺血是主要成因和危害。持续的高血糖状态，主要造成大、中、小动脉形成粥样硬化，也促使微血管内糖化蛋白合成加快并沉积在血管壁上，以及免疫复合物致血管内皮细胞损伤，加剧血小板的聚集和微血管的收缩。糖尿病周围动脉闭塞属中医学"消渴"病中"脉痹"范畴，为本虚标实证。本虚以气血虚衰为主，标实则以因虚致、痰湿、热毒、瘀血为主。

广东省惠州市中医医院运用足部中药熏洗联合穴位按摩治疗糖尿病肢体动脉闭塞症，足部熏洗方为生麻黄、干姜各15克，桂枝、白芍、苏木、鸡血藤各30克，白芷25克，艾叶20克。取中药，洗净，加温水浸泡30分钟，每次加1000毫升左右温水煎煮，共煎3次，取药汁备用。夏天熏洗温度控制在38 ℃—41 ℃，冬天温度控制在40 ℃—43 ℃，浸泡、外洗足部，每次20—30分钟。熏洗时注意询问患者局部及全身情况，如有不适立即停止熏洗。足部按摩选穴：太冲、太溪、足三里、三阴交、委中、承山穴。操作方法：使用指揉法进行穴位点按，由轻到重、由上而下或顺时针、逆时针交替揉动，共8—10分钟。结果表明，患者治疗后临床症状评分、踝肱指数和下肢动脉彩色多普勒（股动脉、腘动脉、胫前动脉、足背动脉）的动脉内径、血流速度、血流量均有改善。根据糖尿病周围动脉闭塞患者的病情特点，结合医院实际情况，运用中医学和现代医学各自优势，制定特色的优质护理干预糖尿病肢体动脉闭塞症患者，疗效确切，易于操作，安全有效，值得临床运用。

第二节　马王堆足疗相关疗法在消化系统疾病中的应用

一、胆囊切除术后胃肠功能障碍

由于麻醉、手术刺激、向腹腔内注入二氧化碳等原因，会使胃肠运动暂时处于抑制状态，造成大多数患者术后会出现胃肠功能障碍的症状（如恶心、呕吐、腹胀、肛门停止排气、排便等）。据相关文献报道，腹腔镜术后并发症的发生率高达90％以上，胃肠道功能障碍为其常见类型。其中，恶心、呕吐的发生率约占50％，腹胀、腹痛、消化不良等消化功能障碍的发生率约占 30%。西医认为，其主要与胃肠缺血缺氧、神经、激素、麻醉和镇痛、电解质紊乱等因素相关。在中医学中，并无明确的与之相对应的疾病，根据其临床表现，可归属为"腹胀""关隔""呃逆""痞满""肠痹""肠结"等中医学范畴。现代中医认为，胆囊手术为金刃所伤，其病位在腹，耗气伤血、损伤脾胃，导致患者术后气血亏虚、脾胃升降失司、气机不利。

成都中医药大学附属医院对行腹腔镜胆囊切除术后、中医辨证分型为气虚兼湿热证的 80 例住院患者进行临床观察，通过杵针刺激足部腧穴：足三里、上巨虚、三阴交和足底反射区：肺、脾、胃、小肠、大肠（升结肠、横结肠、降结肠、乙状结肠、直肠、肛门）等反射区，发现杵针刺激足部穴位及反射区，能有效缩短胆囊切除术后气虚兼湿热证的患者排气、排便时间，促进其胃肠功能恢复；能有效改善患者术后胃肠功能症状，显著提高胆囊切除术后气虚兼湿热证患者胃肠功能恢复的总有效率、痊愈率及显效率，优化疗效等级；能有效缩短患者术后住院时间。杵针刺激足部穴位及反射区，为一种疗效显著、值得推广、几乎无任何不良反应的中医外治法。适合于医院、乡镇、社区等各级医疗机构推广应用，也适合于作为家庭保健的一种方式。

二、妇科术后胃肠功能障碍

妇科手术多为腹部手术，由于受手术、麻醉、禁食等因素的影响，常在术日当晚出现腹胀现象，进而伤口张力增加，引起腹痛，若靠肛门自行排气，常在术后 72 小时左右。患者表现为腹胀、疼痛，给患者身心都造成很大伤害。

甘肃省妇幼保健院妇科在常规护理的基础上对术后患者进行足浴并按摩，足浴液为伸筋草 30 克、怀牛膝 30 克、红花 15 克、乳香 15 克、没药 15 克、防风 20 克、独活 20 克、川芎 15 克、当归 15 克，用水煎 30 分钟后即可使用。术后第一日早晨、傍晚各行足浴一次，患者取半坐卧位，双脚浸泡在熬好的中药中，温度为 40 ℃左右，并辅以足底按摩护理 30 分钟。发现该足疗方法能够促进术后患者胃肠功能恢复，减轻腹胀及伤口疼痛。促进下肢静脉血液循环，预防下肢静脉血栓形成，大幅缩短了排气时间，减轻了患者的痛苦。

剖宫产术后的产妇由于受手术麻醉、术中各项侵入性操作刺激腹膜以及手术切口疼痛的影响：部分剖宫产产妇由于急产，术前未能做好禁食准备，术后胃肠蠕动恢复缓慢，胃肠内积聚的食物产生气体不能排出体外出现腹胀：或有一部分产妇无法忍受手术切口疼痛而呻吟，张口呼吸导致气体进入胃肠道，引起腹胀。当机体出现腹胀时会使膈肌升高，呼吸不顺畅，影响进食和睡眠，营养摄入不足，影响切口愈合，产妇舒适感也明显降低。需要有效措施促进术后胃肠道蠕动，使产妇可尽早下床活动，预防肠粘连。

广东河源市妇幼保健院运用中药足浴配合热罨包促进剖宫产术后胃肠蠕动恢复，中药足浴为莱菔子、厚朴、红花、广木香、益母草各 500 克，将以上 5 种中药研碎成粉末状，每次取粉末 200 克，用包布包好放在 3000 毫升、100 ℃水里面浸泡 30 分钟，等水温度降低到 40 ℃—50 ℃时使用。操作方法为术后 6 小时，待产妇生命体征恢复平稳时进行中药足浴。协助产妇取屈膝仰卧位，床尾铺上一次性中单，将准备好的中药足浴水放在床尾，协助产妇将双足浸泡在药液中，水温以个人敏感度而定，水面以浸过足面 3 厘米为宜，每次浸泡 20 分钟，每日 2 次。发现干预组肠鸣音恢复时间和肛门排气恢复时间均明显短于对照组，腹胀发生率明显低于对照组。可见，中药足浴配合热罨包可以尽快促进剖宫产术后胃肠蠕动恢复，有效预防术后腹胀的发生，而且中药足浴和热罨包治疗均属于绿色疗法，疗效显著，安全，不良反应少，产妇容易接受，值得推广。

江苏省江阴市中医院观察了中药足浴配合足部按摩对产妇产后康复的影响。中药足浴方药用：益母草 15 克，炒桃仁、酒当归、红花、丹参、桂枝、川芎、炒陈皮、鸡血藤、透骨草、醋延胡索、海桐皮、醋乳香、醋没药、白芷、羌活各 10 克。水煎 400 毫升后分 2 袋装。塑料盆内加 40 ℃—45 ℃的热水 2—2.5 升，再加入 2 袋中药，具体温度以产妇耐受为度，避免烫伤。足浴时间为 30 分钟，每日 1 次。随后进行足部按摩。取穴（双侧）：涌泉、三阴交、足三里。操作：施术者双手涂抹调理润肤油，以拇指螺纹面着力，以前臂主动用力，带动穴位皮下组织做环旋运动，即施以拇指揉法。操作时用力适度，以产妇有酸、麻、热、胀得气感觉为度。每分钟操作 120—160 次，每个穴位按摩时间为 2 分钟。研究发现，中药足浴结合足部按摩可以显著改善产后 24 小时阴道出血量、初次肛门排气时间、肠鸣音恢复时间，可加快产妇产后康复，促进乳汁分泌，减轻不良情绪。

三、便秘

便秘是发病率较高的胃肠道疾病，病理特点为排便困难、便秘持续时间较长、大便排出不畅或排便频率明显减少，且胃肠道无器质性疾病或结构异常。该病的病程较长，发病机制复杂，现代医学多需要采取药物治疗。足部与全身所有脏腑经络均有密切关系，足疗可以增加局部的血液循环量，从而改善脏腑功能，加快胃肠蠕动，促进代谢产物以及肠腔内气体的排出，对肠道功能的恢复有显著影响。

湛江中心人民医院运用穴位埋线配合足底按摩治疗便秘。患者取半卧位或者仰卧位，采取全足按摩的方式，按照足底、足内侧、足外侧、足背的顺序进行按摩。重点加强对肛门、乙状结肠、降结肠、横结肠、升结肠以及小肠反射区的按摩，用拇指从下向上推右足的升结肠反射区 1 分钟；用拇指从外向内推右足的横结肠反射区 2 分钟；用拇指从内向外推左足的横结肠反射区 1 分钟；用拇指从上向下推按左足的降结肠反射区 1 分钟；用食指单勾法从外向内按压直肠和肛门反射区 2 分钟，每日 1 次。控制好按摩力度，力度要均匀，先轻后重，让患者产生刺痛感，以患者能耐受为宜。治疗结束后嘱患者多饮水，根据身体情况选择适宜活动方式进行锻炼，不要抑制便意。治疗 1 周后发现，通过对足部的肛门、乙状结肠、降结肠、横结肠、升结肠以及小肠反射区等进行按摩，可以对肠蠕动产生刺激作用，有效缓解排便困难等症状。

郑州市第七人民医院探讨了足底热敷联合穴位按揉治疗 ICU 危重者便秘的效果。选择有防漏胶圈的空瓶作为热敷媒介，洗净后灌注热水（50 ℃—70 ℃），封好瓶盖后以患者主观感受不烫为宜，塞好瓶盖及套住瓶口，于患者足部来回滚动：持续 10 分钟/次；2 次/日，联合穴位按揉治疗（合谷穴、支沟穴、天枢穴、上巨虚以及乳最穴，持续按揉 2 分钟/穴，然后辅以腹部按摩），持续治疗 3 日。治疗后观察到胃肠功能明显优于对照组，这提示在足底热敷联合穴位按揉即有明显的改善胃肠功能障碍效果，且足底热敷联合穴位按揉的起效时间较长，可有效缩短首次排便时间、首次排便花费时间，为改善患者术后生活质量奠定了良好的基础。

中国医科大学附属盛京医院观察了大承气汤足浴和足底穴位按摩护理干预对改善肿瘤切除术引起便秘的效果。术后 24 小时开始温水足浴和足底穴位按摩，2 周为一个疗程，水温控制在 40 ℃—50 ℃，水量没过脚踝。采用底部有按摩凸起的足浴盆进行，利用足浴盆底部的凸起广泛按摩足底穴位，患者在足浴的过程中自行或由家属辅助进行足底穴位的摩擦搓动，每日 2 次，每次 30 分钟，足浴时间固定为中午 11—12 点和晚上 7—8 点。大承气汤足浴汤剂的制备方法为：取 1500 克厚朴和 750 克枳实用，10 升水煎煮至约 5 升，加入 750 克大黄再煮至 2 升，加入芒硝 375 克即得，分作 50 份冰箱保存，每次足浴加入 1 份。从术后当日开始统计患者每周大便次数，观察患者排便情况，证实了用大承气汤足浴结合足底穴位按摩的护理干预，对于肿瘤切除术后化疗引起的便秘患者的改善效果显著，方法简单，易于操作，临床上可推广应用。

四、慢性胃炎

浙江省立同德医院施仁潮主任医师认为，中药浸泡，除了皮肤渗透，还可通过擦洗对足部穴位及反射区产生良性刺激作用，从而进一步提高对慢性萎缩性胃炎的疗效。胃肠位于腹部，而其痛觉由腹腔神经丛支配，所以足浴保健以腹腔神经丛反射区、头（大脑）反射区、胃反射区为重点刺激部位。

（1）刮压腹腔神经丛反射区。将食指指关节弯曲扣紧，中指、无名指、小指握成拳，拇指固定在食指第 3 指节下、中指第 2 指节桡侧处，用食指第 1 指关节着力，由足跟向足趾方向呈弧形刮压腹腔神经丛反射区，一按一松，每侧各 15 次。

（2）推按腹腔神经丛反射区。拇指与其他四指分开，以拇指指端桡侧偏峰部着力，由足跟向足趾方向，推按腹腔神经丛反射区，连推 15 次。

（3）推刮头（大脑）部反射区。用食指第 1 指关节着力，由拇趾趾端向足跟方向，推刮头（大脑）部反射区 14 次。

（4）顶压胃反射区。用食指第 1 指关节着力，顶压胃反射区 21 次，或由脚趾向脚跟方向从轻渐重压刮 21 次。

操作时，采用平卧位，全身放松。按摩的方向应与皮肤表面垂直，力度要均匀，以局部酸胀为宜，节奏稍慢。两足交替进行，各做一遍。

再者，按摩前可用热水泡脚 15 分钟—30 分钟，若用中药煎水泡更好，临床常以姜半夏、香橼皮、黄芩各 10 克，瓜蒌皮、苏梗、枳壳、徐长卿各 15 克作为基本方。

第三节　马王堆足疗相关疗法在肿瘤护理中的应用

做好晚期肿瘤患者的疼痛护理，对于提高其生存质量、缓解病情具有重要意义。常规的护理方法是以西医护理方式为核心。中药足浴和足底按摩都是以中医理论为基础，以整体观念和辨证论治为原则。中药通过浸泡后药力发挥，借助热水的发散作用，药物随热气疏通经脉，透过皮肤毛孔进入血液循环直达病灶。根据经络理论和反射原理，人的各组织器官是一个相互联系、相互影响的有机整体，而非独立存在。人体双脚共有 64 个反射区，各器官在足底各有其所对应的穴位，通过按摩相应的穴位可以发挥调整器官功能和防病治病的作用。

浙江台州市博爱医院运用中药足疗与足底按摩调理消化道肿瘤晚期患者疼痛和睡眠。浴足方为白花蛇舌草 30 克，半枝莲 15 克，当归、酸枣仁各 8 克，川芎、芍药、白术各 5 克，升麻、黄芪、甘草各 3 克，大黄 1.5克。每晚睡前将中药加入浴足桶中，取 3 升开水浸泡 20 分钟使药性发挥，辅助患者将双足置于药桶上方接受热气熏蒸。待水温降至 40 ℃—50 ℃时浸泡双脚，足浴时间 30 分钟。足底按摩为专职护士用笔在患者双足足底标明基本反射区（即肾、肾上腺、输尿管、膀胱、腹腔神经丛）和与患者病变器官所对应的重点反射区，并对陪护人员进行按摩方法指导。按摩方法：全身放松呈仰卧位，以揉搓法按摩全足 5 分钟，然后用压揉法按摩反射区，根据患者的痛觉敏感性，以适当力度使其产生酸痛感。按摩时间：每个反射区 3 分钟，先左脚后右脚，每日中药足浴后按摩 1 次。按摩基本反射区和病变器官或系统对应的足底反射区，可刺激各器官对应的穴位，通过经络的联系调理脏腑，使气血畅通，清除体内毒素，解除疼痛，恢复机体功能。按摩可使患者身心得到放松，感受到温暖和舒适，转移了对痛觉的注意力，有助于疼痛减轻。通过 28 例患者的临床观察证实，运用西医护理结合足浴和足底按摩，可以使晚期癌症患者癌痛程度和疲乏程度明显缓解，部分患者疲乏消失，疼痛缓解率 68.0％，睡眠质量明显提高。

结直肠癌根治术是治疗结直肠癌的最重要手段，然而，全麻结直肠癌根治术后患者常伴有免疫功能低下及肠麻痹、营养不良等状况，而免疫功能低下是导致术后感染的重要原因，同时也可能有助于肿瘤免疫逃逸。此外，结直肠癌患者自身的免疫功能也存在不同程度的紊乱。因此，如何改善结直肠癌患者全麻术后免疫功能以及胃肠功能，获得了研究者们越来越多的关注。

浙江中医药大学附属第二医院给予足部冲阳穴、涌泉穴热熨，观察对结直肠癌患者全麻术后免疫功能及胃肠功能的影响。操作方法为：首先将由 100 克艾绒和 300 克粗盐均匀混合并置于 10 厘米×20 厘米大小的帆布袋制作而成的艾盐包表面喷少量清水至微湿，放置于恒温箱内加热至 70 ℃左右，使用薄毛巾包裹热熨好的艾盐包，先后在冲阳穴和涌泉穴穴位进行热熨，热熨温度以患者感到温热但不烫伤皮肤为宜，注意在热熨过程中主动与患者沟通，及时了解患者的主观感受，以便随时调整。每次热熨时间在 20 分钟左右，每日早晚各 1 次，连续 7 日为 1 个疗程，共治疗 1 个疗程。发现足部穴位热熨能明显改善结直肠癌患者全麻术后的免疫功能。艾盐包热熨法属于艾灸类，艾叶辛温走窜，可调和人体阴阳，温补阳气，温通经络，通理气血，消瘀散结，粗盐热敷又可促进血液循环，热熨法将艾叶和粗盐放于恒温箱中预热，放置在冲阳穴和涌泉穴上，经过经络传导发挥扶阳固脱、温通气血之效，故足部穴位热熨能改善患者术后的免疫功能。冲阳穴是足阳明胃经的原穴，艾灸冲阳穴可顺畅胃内气息，具有暖胃、护胃的功效。涌泉穴为五输穴之井穴，与全身的脏腑功能都有密切联系，经常按压涌泉穴具有促进肠胃蠕动的作用。临床也证实，术后肛门首次排气时间、首次排便时间、胃管留置时间、肠鸣音恢复时间均明显短于对照组，表明足部穴位热熨能有效促进结直肠癌患者全麻术后胃肠功能的恢复。

第四节　马王堆足疗相关疗法在睡眠障碍中的应用

睡眠障碍是指有效睡眠量的减少，通常包括入睡困难、中途醒转增多、早醒等。睡眠障碍不仅影响患者的生活质量，还会影响手术患者的身心健康。探究如何有效、安全地改善手术前患者睡眠已成为一个热门话题。中医学认为，睡眠障碍多由七情所伤、思忧劳倦或暴受惊恐，其病理机制为气血及阴阳失和、脏腑功能失调，以致心神被扰，神不守舍而不得寝。早在 1400 多年前，我国古代医学家孙思邈就提出了"足下暖"的科学见解，提出人有四根，足为精气之根。

贵州省黔南州中医院运用中药足浴配合按摩治疗手术前患者睡眠障碍，正是运用了足部反射区疗法。实施方法为对所有足疗组患者手术前 3 日晚临睡前进行足浴按摩。足疗组采用肉桂 5 克，广藿香、石菖蒲、丹参各 15 克，红花、远志各 10 克，夜交藤 30 克，合欢皮 25 克组成的足浴配方，用煎药机统一煎煮成 150 毫升/包的浓缩药液。于患者睡前将一次性塑料袋套在足浴桶内，先用少量热水浸过足趾 3—5 分钟后加入热水 4000—6000 毫升浸至小腿，测试水温保持在 40 ℃—50 ℃，然后将中药足浴浓缩液 300 毫升（2 袋）溶入其中，以患者感觉舒适为宜。指导患者双足相互搓动，水温下降时添加热水浸泡 15—20 分钟至全身微热、额头或背部微微出汗，擦干双足。护士给予患者足部按摩，即应用一指禅推法按摩三阴交穴、足三里穴、涌泉穴、太冲穴、太溪穴、申脉穴 5—10 分钟，即可入睡。研究发现，中药足浴结合足部穴位按摩可显著缩短入睡时间，延长睡眠时间，提高睡眠效率，同时患者浴后焦虑、抑郁症状较浴前显著改善，这对手术后的恢复有着积极的意义。中药足浴按摩充分发挥了中医"整体观念"和"内病外治"相结合的特色，通过足疗中药的养神安血、解郁，达到宁心安神效果，同时通过足底穴位按摩疏通经络，调和气血，达到安神和助眠作用，对改善手术前的睡眠障碍有肯定的疗效。足疗方的药源丰富、廉价，使用方法简便，且不良反应小，无依赖性、成瘾性。

福建省漳州市中医院认为，足部是足三阴经的起始点，也是足三阳经的终止点，给予足部反射区刺激，可激活脑干网状系统，调节人体各功能机制，加快清除代谢产物，缓解组织缺氧状态，提升细胞活性，进而提高睡眠质量。临床采用足部穴位按摩改善脑卒中患者睡眠及生命质量。操作方法为先坐在患者侧方，托起患者足跟，将治疗巾放在脚趾上，握住脚趾，进行踝关节摇动，持续 10 次，缓慢进行，促使患者放松。感受到患者放松后，对心脏反射区进行按摩，手法为轻、中、重 3 种，询问患者感受，调整力度。选取合适穴位进行按摩，主要手法为握足趾扣法，即使用右手食指中节，进行压刮，顺序为按照穴位自远而近进行，确保力度均匀，左手扶持足背，给予右手发作用力。拇指压刮或食指拳顶法，对失眠点、甲状腺等反射区进行按摩。根据其特点，实施食指扣拳法、指掌捏揉法，遵循从左到右原则，力度逐渐增大，询问患者是否有疼痛感，根据其耐受度调节力度。按摩结束后，叮嘱患者卧位休息，时间约为 5—10 分钟，之后适当饮用温水。每日下午 17:00—19:00，给予患者穴位按摩 1 次，1 周为 1 个疗程，休息 2—3 日，循环开启下一个疗程，连续干预 2 个疗程后发现足部穴位按摩对脑卒中后患者的睡眠质量具有积极的改善作用，且可缓解焦虑、抑郁程度，提高生命质量。

黑龙江中医科学院运用中药足浴配合足部按摩治疗失眠。足浴方由远志 30 克、合欢皮 30 克、当归 30 克等中药组成，煎取 500 毫升药液备用。方法：将柏木桶内倒入约 2000 毫升温水，再将 500 毫升药液倒入，充分混合，浸双足于药液中，水温以患者不烫为宜，浸泡 20 分钟或周身微汗出为宜，水凉时添加热水。足部按摩疗法为中药足浴后取大脑、额窦、心、肝、脾反射区，采用单食指扣拳法，按压各反射区，力度以患者能够忍受的程度为宜，每个反射区按 5 分钟，根据证型不同加揉按相应的腧穴。如心脾两虚型配公孙、内关、三阴交，用补法；阴虚火旺型加涌泉、太溪、照海，用补法；肝郁化火型配太冲、行间，用泻法；痰热扰心型配丰隆、内庭，用泻法。各型每个穴区揉按压 5 分钟。治疗 20 日后证实，足疗中医特色疗法能够明显改善不寐患者的睡眠质量，并且操作方法简单，安全可靠，值得临床推广。

第五节　马王堆足疗相关疗法在原发性高血压中的应用

原发性高血压是临床常见的心血管疾病之一，也是心脑血管疾病如冠心病、脑卒中、心力衰竭等的重要危险因素。随着我国人口老龄化的加速，原发性高血压发病率持续上升，且具有死亡率、残疾率高，知晓率、治疗率、控制率低等特点。西医治疗高血压药物种类较多，降压效果明显，可较好地将血压维持在目标范围内，不足之处在于降压药需长期服用，且存在不良反应，对原发性高血压伴随症状改善不明显，可能导致患者依从性差。因此，充分发挥中医特色与优势，提高原发性高血压中医临床治疗水平，具有重要现实意义。中医外治法是中医学的重要组成部分，具有减少药物对胃肠的刺激作用，且使用安全，患者易接受等特点。足疗属中医药外治方法之一，基于中医"上病下取""内病外治"理论，足部与全身各器官紧密联系。中药足部熏洗辅助降压具有促进气血运行、温煦脏腑、通经活络的作用，独特的给药途径使失去平衡的脏腑阴阳取得重新调整和改善，全面改善人体功能，恢复机体的代谢平衡和系统活力，以达到辅助西医药物降低患者血压、改善临床症状的治疗效果。

德州市中医医院制定了中药足部熏洗疗法的规程及方药，辅以清肝养心降压方（磁石、牛膝、石决明、葛根、桑枝、桑叶、茺蔚子、肉桂各10克，钩藤20克）进行中药足部熏洗治疗，2周为一疗程，共4周。

中药足部熏洗操作步骤与要点为：

（1）将中药方剂煎煮，趁热倒入浴盆，药液液面高度以没过脚踝为度。

（2）患者每天熏洗一次。根据子午流注理论分析得出，患者每天的泡脚时间设定在7点为最佳。

（3）足部浸泡的热水水温尽量控制在38 ℃—43 ℃，不要温度过高或者过低，浸泡过程随时间延长逐步加入热水以保证水温。

（4）熏洗总时间为30分钟。

（5）避免空腹或饱腹后立即操作，应在饭后30分钟后进行。

（6）操作完成后立即擦干足部皮肤，避免感受风、寒邪气。

（7）熏洗结束后10分钟内，嘱患者饮水150—250毫升。

（8）患者泡完脚避免剧烈运动，尽量卧床休息30分钟。

该院通过研究发现，中药足部熏洗辅助治疗能较温水浴足更明显帮助原发性高血压患者稳步降压，并且有效减少高血压患者的不良伴随症状，减少心血管系统的并发症发生率，同时该疗法具有安全、无副作用的优点。

福建中医药大学附属康复医院通过运用子午流注的理论对肝阳上亢型高血压患者进行足浴护理。于每日晨 7:00—9:00 进行高血压足浴方护理，组方由牛膝、钩藤各 30 克，芒硝 60 克，夏枯草、天麻、葛根各 20 克，代煎成 500 毫升。操作方法为取降压足浴液 500 毫升倒入足浴盆中，加入温水至规定刻度（6000 毫升），选定温度（38 ℃—43 ℃左右），设置为恒温，设定时间 30 分钟。水温因人而异，以脚感温热为准。水深以覆盖膝关节为宜，根据个人情况加选振动、红外线、臭氧、加热、气波等功能。足浴结束后及时擦干双脚，卧床休息 30 分钟。每日 1 次，7 日为 1 个疗程。3 个疗程后观察到高血压足浴方按时辰进行足浴护理，能提高治疗高血压病的有效率，降低脑血管意外的发生率，发挥中医护理的特色，从而为患者的进一步康复创造良好的条件，能使患者保持良好的心理状态。

广州中医药大学第一附属医院以足浴方吴茱萸、钩藤、野菊花、豨莶草、夏枯草各 30 克熬汤药进行足浴治疗。方药煎成药液后，倒入面盆，待水温约 40 ℃—50 ℃时开始浸泡，水深以浸过脚踝为宜。每日 1 次，每次 15—20 分钟。分别于治疗前 15 分钟及治疗后 15 分钟测量血压，测量三次算出平均值。临床观察 2—3 周后发现，足浴辅助西药治疗对高血压病患者症状改善有明显作用，能帮助患者明显提高生活质量。足疗法通过改善生活质量，帮助患者改善睡眠疏解情绪，缓解症状，血压也因应缓步下降，从而进入良性循环。研究证实，足浴疗法对轻中度高血压的疗效明显，无论对降低血压还是改善症状都有良好效果，为原发性高血压治疗的有效辅助疗法，适用于血压偏高同时全身症状（诸如心烦急躁、失眠多梦等）明显的患者，有利于改善症状，辅助降压。

第六节　马王堆足疗相关疗法在中风康复中的应用

中风恢复期，主要是利用各种干预手段对机体功能进行修复，从而减少由于疾病带来的功能障碍，恢复社会功能，重返社会。中医外治法对中风恢复期改善效果显著，可以疏通经络，并能改善患者的肢体功能，提高其日常生活能力，同时还可以避免疾病进一步加重。十二经脉的起点和终点均在足部，经脉的循行路径覆盖了头部、胸部和腰部等部位，足底有丰富的血管和神经末梢，通过按摩足底各个反射区，可以起到疏通经络、改善血液循环的作用，并且可以刺激反射区相应的脏腑，起到从内部调节的作用。

大连市中医医院运用足底穴位按摩结合康复运动治疗中风恢复期患者，患者洗净双足，取卧位，对足部反射区进行按揉，主要的反射区有肾上腺、肾、输尿管、膀胱、头、额窦、垂体、坐骨神经、肩、肘、膝。1次/日，10分钟/次。按揉过程中力度适中，以患者耐受为度。研究发现，足底穴位按摩结合康复运动对脑梗死恢复期患者的康复效果显著，能够有效改善患者神经功能、运动功能、日常生活活动能力等临床症状。

天津中医药大学第一附属医院探讨了足底穴位按摩联合活血通络汤对中风恢复期下肢功能障碍患者的影响，患者于每晚睡前2小时采用活血通络汤（红花、全虫、地龙各10克等）沐足，护士将药液倒入足浴盆内，加入热水调至40℃—50℃，足浴时间为20—30分钟。足浴后协助患者取舒适体位，选穴：涌泉穴（足底前1/3处的凹陷处）、足底外穴（涌泉穴外侧旁开2寸）、足底内穴（涌泉穴内侧旁开1寸）、足底下穴（足底外穴直下2寸）；手法：点法、按法，速度协调，用力均匀；强度：以局部"酸痛"，患者能承受为度；时间：每穴按摩3—5分钟，左、右足各20分钟/次。操作前护士应修剪指甲，防止损伤患者皮肤，操作时用力均匀、柔和，禁止用力过猛。连续治疗2周后对比Barthel指数量表、Fual-Meyer运动量表（下肢）评分，证实足底穴位按摩联合活血通络汤能改善中风恢复期下肢肢体功能障碍患者的运动功能，方法简便，操作性强。

第七节　马王堆足疗相关疗法在下肢深静脉血栓中的应用

下肢深静脉血栓是老年髋部骨折术后的常见并发症。西医主要采用华法林、低分子肝素等药物进行预防，但价格相对较高，且不良反应较大。而中医认为，下肢深静脉血栓属于"脉痹""血瘀"等范畴，为经络行运不畅、气血瘀滞所致。足部位于肢体最远端，为机体气血运行必经之处，通过对足部反射区进行推拿，可达到调节脏腑、运行气血之效。穴位贴敷为中医常用外治法，药物直接经皮肤吸收，可发挥活血通经、消肿止痛等作用。

常州市中医医院下足部推拿联合穴位贴敷预防老年髋部骨折患者术后发生下肢深静脉血栓。下足部推拿穴位选择位于足底的心脏、肺脏、肝脏及脾脏的反射点作为穴位推拿按摩区域，操作人员先将双手搓热，分别于上述反射点的穴位以顺时针方向按揉5圈。推拿手法用拇指点压法，皮肤下陷深度为0.5—1厘米，按摩强度以患者可耐受疼痛为宜。取红花、冰片、桃仁、姜黄、栀子、升麻、乳香、没药各10克，三七、大黄各3克和甘草6克，研磨成粉，用姜汁、蜂蜜调和为膏状，取适量膏剂置于一次性敷贴内，制成直径为7厘米的圆形敷贴膏，取穴太冲、箕门、血海及足三里，贴敷频次为每日1次，每次4—6小时。研究发现，下足部推拿联合穴位贴敷可有效预防老年髋部骨折患者的术后下肢深静脉血栓发生，改善其凝血功能和血液流变学指标，减轻其术后疼痛，加快其下肢血液流动速度，提高其生活质量和舒适度。

武威市中医医院运用七厘散穴位贴敷联合足底热敷预防老年髋部骨折术后患者深静脉血栓。七厘散药物组成：当归尾、黄芪各15克，血竭、川芎、乳香、没药、红花各10克。穴位：足三里、丰隆、地机、梁丘、血海。将药物研磨成粉，用酒调成糊状，按4平方厘米大小制作成小药饼。每日1次，持续14日。足底热敷：将温度在40 ℃—50 ℃的暖水壶置于患者足底热敷，热敷时注意观察患者足底皮肤颜色。研究发现，七厘散穴位贴敷联合足底热敷能够降低老年髋部骨折患者术后机体凝血水平，预防发生深静脉血栓。

第八节　马王堆足疗相关疗法在前列腺疾病中的应用

一、前列腺增生

前列腺增生与现代人的生活方式有关，久坐、辛辣饮食、饮水量少、烟酒过度、大量摄入高脂食物等为前列腺增生的主要原因，另外，长时间憋尿也会增加发病风险。前列腺增生属中医"精浊""热淋"范畴，患者主要表现为排尿障碍，病机不外乎虚实二端，实者为湿热、瘀阻（即血瘀、精瘀），虚者以肾虚为主，肾气亏虚，湿热蕴结，久滞致瘀，阻塞尿道而发病，血瘀、精瘀、肾虚三者互为因果。

安康市中心医院采用穴位按摩、足部反射疗法联合中药治疗老年前列腺增生患者。足部反射疗法的操作方法为：一手握足，一手半握拳，食指弯曲，用食指第一指间关节定点施力按摩反射区，力度由小到大，以患者可耐受为度。施术者先在施术部位涂上按摩膏，按照肾、输尿管、膀胱、前列腺、睾丸反射区的顺序依次以揉、按、点、推、揉的手法进行操作，每种手法3分钟，先左足，后右足，一侧15分钟，共30分钟。隔日1次，连续15次。临床观察到该方法可以调节机体阴阳及脏腑功能，加快缓解尿频、尿无力、尿线变细、会阴部坠胀痛等临床症状，增强疗效，且物理疗法安全、无副作用，具有较高临床应用价值。

二、前列腺炎

慢性前列腺炎是泌尿男科常见病、多发病，慢性非细菌性前列腺炎更为多见。关于慢性非细菌性前列腺炎的病因和发病机制，尚未完全明确，其基本病理生理过程是损伤、炎性介质释放，影响相关神经反射的改变而导致的一系列临床综合征。多项研究观察到前列腺炎患者前列腺液中IL-8、TNF-α水平明显升高，且与前列腺炎分型有关，因而提出IL-8、TNF-α可作为慢性前列腺炎诊断和疗效评估的较好指标。细胞因子的表达与治疗反应有相关性，相比白细胞而言，细胞因子可能更早、更准确反映病情的变化。因而，细胞因子水平是慢性前列腺炎患者有意义的指标。IL-8和TNF-α在前列腺炎的诊断和疗效判定中有着非常重要的价值，与症状及治疗反应有相关性，对指导慢性前列腺炎的治疗具有重要意义。

成都中医药大学附属医院研究了足部反射区按摩对慢性非细菌性前列腺炎患者前列腺液中TNF-α、IL-8的影响。足部反射区按摩，取肾、输尿管、膀胱、前列腺、睾丸反射区。操作手法：一手握脚，另一手半握脚，食指弯曲，以食指第一指间关节顶点施力，揉、按、点、推法。先轻后重，逐渐加大力度，以患者能够耐受为度。每个反射区在滑动性按压时都应有酸痛感觉，结束手法应轻柔。操作程序：洗净双足，受试者采用半坐立位，双足平放于按摩凳上。施术者先在施术部位涂上按摩膏，然后依次用揉、按、点、推、揉的手法，按肾→输尿管→膀胱→前列腺→睾丸反射区的顺序进行操作，每种手法操作 3 分钟，先左足，后右足，每侧 15 分钟，共 30 分钟。隔日 1 次，连续 15 次为 1 个疗程。1 个疗程后观察结果发现，足部反射区按摩可以降低慢性前列腺炎患者前列腺液中 IL－8、TNF-α 水平，足疗发生作用的机理可能与区域神经的刺激，改善了神经递质的分泌状态，减轻炎性反应等因素有关，具体有待于进一步研究。

参考文献

［1］ 周一谋，萧佐桃.《马王堆医书考注》［M］. 天津：天津科技出版社，1988.

［2］ 明·高濂.《遵生八笺》［M］. 成都：巴蜀书社，1988.

［3］ 马继兴. 马王堆古医书考释［M］. 长沙：湖南科学技术出版社，1992.

［4］ 魏启鹏，胡翔骅. 马王堆汉墓医书校释（贰）［M］. 成都：成都出版社，1992.

［5］ 傅景华主编，叶开源点校. 保生心鉴摄生要义［M］. 北京：中医古籍出版社，1994.

［6］ 鲁兆麟主校，唐·孙思邈. 备急千金要方［M］. 沈阳：辽宁科学技术出版社，1997.

［7］ 黄作阵，点校，隋·巢元方.《诸病源候论》［M］. 沈阳：辽宁科学技术出版社，1997.

［8］ 晋·葛洪. 肘后备急方［M］. 王均宁，点校. 天津：天津科学技术出版社，2005.

［9］ 周国平，李江山.《足疗与亚健康》［M］. 北京：中国中医药出版社，2009.

［10］ 山东中医学院等校释.《〈黄帝内经·素问〉校释》［M］. 北京：人民卫生出版社，2009.

［11］ 唐·孙思邈.《千金翼方》［M］. 太原：山西科学技术出版社，2010.

［12］ 中医出版中心整理.《黄帝内经·灵枢》［M］. 北京：人民卫生出版社，2012.

［13］ 裘錫圭. 長沙馬王堆漢墓簡帛集成（陸）［M］. 中華書局，2014.

［14］ 湖南省博物馆，复旦大学出土文献与古文字研究中心. 长沙马王堆汉墓简帛集成：五［M］. 北京：中华书局，2014.

［15］ 何清湖，周兴，谭同来，等. 马王堆古汉养生大讲堂　第2版［M］. 北京：中国中医药出版社，2017.

［16］ 张珍玉编著.《灵枢语释》［M］. 济南：山东科学技术出版社，2017.

［17］ 魏素丽，杨建宇，王煜明.《中药足疗足浴治百病》［M］. 化学工业出版社，2019.

［18］ 雷华为，韦红梅，叶君荣，等. 足底反射区按摩联合中药足浴缓解抑郁症患者睡眠障碍的临床观察［J］. 中医外治杂志，2021（02）：65－66.

［19］ 宋淑芬，王晓丹，赵亮亮，等. 中药足浴联合穴位按摩对老年便秘患者的临床

疗效研究 [J]. 上海医药, 2023 (24): 23-26.

[20] 刘瑶瑶, 邓环. 从马王堆汉墓典籍看中医药的发展历史 [J]. 陕西中医药大学学报, 2018 (6): 109-112, 127.

[21] 刘立安, 孙永章, 汤立新, 等. 马王堆帛书灸疗学术通考及成就探析 [J]. 湖南中医药大学学报, 2023 (5): 912-916.

[22] 胡蓉, 田永衍, 赵小强, 等. 从马王堆文献看中医灸法理论的演变: 以足太阳脉为例 [J]. 中国中医基础医学杂志, 2017 (6): 830-832.

[23] 陈剑. 从马王堆《导引图》看中国传统体育与艺术精神 [J]. 南京艺术学院学报 (美术与设计版), 2008 (4): 18-21.

[24] 樊贤进. 马王堆《导引图》部分功法浅析 [J]. 安徽中医临床杂志, 2002 (5): 345-348.

[25] 金仕荣, 姚纯发. 马王堆帛书《脉法》《阴阳脉死候》考疑 [J]. 中医药学刊, 2005: 305.

[26] 广濑薰雄. 《五十二病方》的重新整理与研究 [J]. 文史, 2012 (2): 41-84.

[27] 何清湖, 周兴. 马王堆古医书养生思想浅谈 [J]. 古医药文化, 2009 (5): 49-51.

[28] 周贻谋. 论帛书所言"寒头暖足"与疾病防治 [J]. 医学与哲学 (人文社会医学版), 2006, 27 (5): 65-75.

[29] 刘东明, 王琦, 刘铜华. 经脉走向与"寒头暖足"养生之道 [J]. 中国针灸, 2010 (7): 598.

[30] 江雪沁, 平凡, 言枫. "四个自信"视域下推进中医药健康事业工作 [J]. 中国临床研究, 2021 (09): 1295-1297.

[31] 陈小平, 孙相如, 何清湖. 中医养生文化产业发展的瓶颈及对策研究 [J]. 湖南中医药大学学报, 2014 (4): 62-65.

[32] 韩颖萍, 王明. 中医养生保健在我国的发展现状及思考 [J]. 世界中西医结合杂志, 2014 (9): 998-1000.

[33] 陈先娟, 戚国青, 葛琴芳, 等. 互联网+传承时代中医药参与患者健康服务管理的可行性与安全性研究 [J]. 中医药管理杂志, 2023 (12): 134-136.

[34] 孙光荣. 习近平总书记重要讲话熔铸中医观之辑释 (续): 关于中医药学在中华文化复兴和国际交流合作中的重要地位, 意义与作用 [J]. 中医药通报, 2014 (06): 1-3.

[35] 单红晓, 马富云, 潘巧岭等. 中医药文化创意产品的创新与探究 [J]. 教育教学论坛, 2020 (17): 131-132.

［36］ 张峰，王冰，梁亮，等. 南阳市中医药文化进社区的实践研究［J］. 中医药管理杂志，2023（06）：231－233.

［37］ 张勤，杨芳，徐辉，等. 清热利湿解毒方足疗对早期糖尿病足的护理干预作用［J］. 中医药临床杂志，2011（8）：2.

［38］ 陈淑华，苏琴. 足部穴位热熨对结直肠癌患者全麻术后胃肠功能及免疫功能的影响［J］. 中华全科医学，2022（11）：1830－1833.

［39］ 汪婷，熊丙建，薛昶，等. 穴位按摩，足部反射疗法联合中药对老年前列腺增生患者的干预作用研究［J］. 湖南中医药大学学报，2019（3）：4.

［40］ 张丁一，张波. 大承气汤足浴和足底穴位按摩护理干预改善肿瘤切除术后化疗引起便秘临床观察［J］. 中国中医药现代远程教育，2020（5）：2.

［41］ 杨文聪. 足浴方对轻中度高血压患者疗效的临床观察［D］. 广州：广州中医药大学，2008.

［42］ 赵倩. 中医药艾草养生文化向文化创意产品转化的研究［D］. 合肥：安徽大学，2017.

［43］ 陈杰如. 中药足部熏洗疗法辅助治疗高血压病的研究［D］. 济南：山东中医药大学，2024.

［44］ 孙光荣. 努力实现创造性转化，创新性发展［N］. 中国中医药报，2017－06－07.

［45］ 张培丽. 以供给侧结构性改革为主线扩大内需的理论与实践逻辑［N］. 光明日报，2021－06－01.

［46］ 苏海舟. 抓住新机遇到祖国最需要的地方建功立业［N］. 光明日报，2021－02－06.

［47］ 杨雪冬，黄小钫. 人民主体性与中国式现代化道路［N］. 光明日报，2022－02－21.

［48］ 成德宁. 加快从人口大国转向人力资源强国［N］. 光明日报，2023－06－06.

图书在版编目（ＣＩＰ）数据

马王堆足疗 / 陈小平，孙相如主编. -- 长沙 ： 湖南科学技术出版社，2024. 11. --（让马王堆医学文化活起来丛书 / 何清湖总主编）. -- ISBN 978-7-5710-3033-9

Ⅰ. R244.1

中国国家版本馆 CIP 数据核字第 202460Y4T1 号

马王堆足疗

总 主 编：何清湖
副总主编：陈小平
主 编：陈小平 孙相如
出 版 人：潘晓山
责任编辑：李 忠 杨 颖
出版发行：湖南科学技术出版社
社 址：长沙市芙蓉中路一段 416 号泊富国际金融中心
网 址：http://www.hnstp.com
湖南科学技术出版社天猫旗舰店网址：
http://hnkjcbs.tmall.com
邮购联系：0731-84375808
印 刷：湖南省众鑫印务有限公司
（印装质量问题请直接与本厂联系）
厂 址：长沙市长沙县榔梨街道梨江大道 20 号
邮 编：410100
版 次：2024 年 11 月第 1 版
印 次：2024 年 11 月第 1 次印刷
开 本：710mm×1000mm 1/16
印 张：13.75
字 数：206 千字
书 号：ISBN 978-7-5710-3033-9
定 价：68.00 元